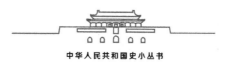

中华人民共和国史小丛书

主　编丨朱佳木

执行主编丨武　力

改革开放以来的卫生事业

崔钧　著

北京出版集团公司

北京人民出版社

图书在版编目（CIP）数据

改革开放以来的卫生事业 / 崔钧著. — 北京：北京人民出版社，2019.12

（中华人民共和国史小丛书）

ISBN 978 - 7 - 5300 - 0475 - 3

Ⅰ. ①改… Ⅱ. ①崔… Ⅲ. ①医疗保健事业—中国—现代 Ⅳ. ①R199.2

中国版本图书馆CIP数据核字（2019）第202298号

中华人民共和国史小丛书
改革开放以来的卫生事业
GAIGE KAIFANG YILAI DE WEISHENG SHIYE
崔钧 著

*

北 京 出 版 集 团 公 司
出版
北 京 人 民 出 版 社

（北京北三环中路6号）

邮政编码：100120

网　　　址：www. bph. com. cn

北 京 出 版 集 团 公 司 总 发 行

新 华 书 店 经 销

北京虎彩文化传播有限公司印刷

*

880 毫米×1230 毫米　　32 开本　　4.875 印张　　79 千字

2019 年 12 月第 1 版　　2019 年 12 月第 1 次印刷

ISBN 978 - 7 - 5300 - 0475 - 3

定价：32.00 元

如有印装质量问题，由本社负责调换

质量监督电话：010 - 58572393

序

　　"中华人民共和国史小丛书"是为响应党中央关于在党员干部和广大群众特别是青年学生中加强新中国史学习、开展新中国史教育与宣传的号召，由中国社会科学院当代中国研究所和北京出版集团联合编辑出版的一套新中国史普及读物。

　　中华人民共和国史是指1949年中华人民共和国成立后，中国版图之内的社会与自然的历史。它上承中国近代史，是中国的现代史、当代史，或者说是中国历史的现代部分、当代部分。这一历史至今已有70年，目前仍在继续向前发展。它是中国有文字记载以来的历史中，真正由人民当家作主，且社会最稳定、民族最团结、国力最强盛、人民生活最富裕、经济和科技进步最快的时期。

　　早在新中国成立后不久，便有人研究和撰写新中国史，但严格意义上的新中国史编研，应当说始于中共十一届三中全会后对建国以来若干重大历史问题的总结。从那时起，党和国家陆续编辑出版了大量有关新中国史的文献书、资料书，成立了专事编研新中国史的当代中国研究所和各地编研当地当代史的机构，建立了全国性的新中国史工作者的社会团体和许多学术平台，产生了不胜枚举的新中国史学术成果，也涌现出为数众多的新中国史编研人才。所有这些，都为新中国史编研的持续开展提供了必要条件，奠定了坚实基础。

党的十八大以来，以习近平同志为核心的党中央，对新中国史的学习、研究、宣传给予了前所未有的高度重视。习近平每当讲到党史时，往往把它与新中国史并提。他强调："学习党史、国史，是坚持和发展中国特色社会主义、把党和国家各项事业继续推向前进的必修课。""要认真学习党史、国史，知史爱党，知史爱国。"

2019年3月"两会"期间，习近平在参加全国政协社会科学界与文艺界委员联席会时进一步指出，我们国家在过去70年里发生了翻天覆地的变化，希望大家深刻反映新中国70年来党和人民的奋斗实践，深刻解读新中国70年历史性变革中所蕴藏的内在逻辑，讲清楚历史性成就背后的中国特色社会主义道路、理论、制度、文化优势，更好用中国理论解读中国实践，为党和人民继续前进提供强大精神激励。

同年7月，中共中央"不忘初心、牢记使命"主题教育领导小组又专门就认真学习党史和新中国史的工作印发通知，要求各地区、各部门、各单位把学习党史、新中国史作为主题教育的重要内容。

党中央对新中国史学习与宣传教育的高度重视，为新中国史编研的进一步开展创造了良好的社会环境，也大大提高了社会对新中国史的关注度和对新中国史书籍的需求。本丛书就是在这种大背景下策划和推出的。

本丛书以展示新中国历史发展的主题、主线、主流、本质为宗旨，以新中国的典章制度和重要事件、人物以及事业发展、社会变迁、历史成就为内容，以新中国史学科的专家、学者为依托，以中等以上文化程度的读者为对象，以学术性、准确性、通俗性相结合为原则，以记叙文为文体。每本书只记述一件事或一个人物，字数一般在10万字左右。

新中国史的内容极为丰富，应写、可写的题目非常之多，但囿于编委会能力所限，第一批书目仅列了100种，计划每年推出10～20本，在五六年内出齐。今后如有可能，我们将会继续编辑出版。

今年是中华人民共和国成立70周年，我们谨以本丛书向70周年大庆献礼，祝愿我们的伟大祖国不断繁荣昌盛，从胜利走向新的胜利！

朱佳木

2019年9月1日

目　录

前　言

　　世界卫生组织（WHO）认为：健康不仅是没有疾病或不受伤害，而且还是生理、心理和社会幸福的完好状态。从古到今，健康都是人类社会始终不渝的追求目标。今天，人们更深刻地认识到，健康还是人们的一项最基本的权利，健康权是人的最基本人权。中华人民共和国成立特别是党的十一届三中全会以来，在毛泽东思想、邓小平理论、"三个代表"重要思想、科学发展观和习近平新时代中国特色社会主义思想的正确指引下，我国医疗卫生人员勇于探索、开拓创新，卫生健康事业取得长足发展，人民身体素质得到显著增强。

　　中国的改革开放是20世纪末人类历史上最令人瞩目的光辉一页。在过去的40多年里，在中国共产党的领导下，中国人民依靠自己的聪明才智，取得了很多发达国家上百年才能取得的巨大成就。伴随着改革开放航程的迅猛前进，我国的卫生健康事业也走过了一段波澜壮阔的历程，绘制了一幅荡气回肠的画卷。全国各级卫生行政部门在党中央和国务院的领导下，紧紧围绕维护好、服务好、发展好人民群众健康权益，提高人民群众健康素质这一总体目标，针对不同时期出现的患者看病就医、预防保健等突出问题，运用改革和发展的办法解决不断出现的新矛盾，取得了举世瞩目的健康成就。我国城乡居民健康水平不断提升，集中体现在三个国际公认的客观反映健康水平的重要指标上：一是人均期望寿命，由1978年的68.2岁增加到2018年的77岁；二是婴儿死亡率，由1981年的34.7‰下降至2018年的6.1‰；三是孕产妇死亡率，由1978年的900/10万下降至2018年的18.3/10万。在中高收入国家行列中，我国居民的健康指标总体优于平均水平，取得了较高的健康绩效，为实现我国政府庄重承诺的联合国"千年发展目标"以及全面建成小康社会的健康目标奠定了坚实的基础。

"不知有汉，何谈魏晋"，"没有历史，未来将是野蛮的"。同样，如果我们不了解中国卫生健康事业的历史变迁，就会对现行医药卫生体制产生肤浅、片面乃至错误的认识。有些人对比国内外医疗体制，会得出"外国的月亮比中国的月亮圆"的结论；又有些人针对之前市场化改革所做出的探索，把当下看病难看病贵的问题归结于改革，认为现行医改是倒退乃至失败。对于这些问题的解答，正是本书思考与探索的起点。笔者以国史研究者高度的责任感和使命感，站在国家和人民的立场上，写出信史，写出奋进、光明的历史，向社会传递正能量；并以马克思主义的唯物史观为指导，把历史问题放到当时的历史条件下去分析与认识，从具体事实出发而不是从抽象的概念出发研究问题；通过爬梳史料、钻故纸堆的方法，收集存活于人们记忆中的鲜活史料，力争接近历史的本来面目。

本书分为四个章节，客观记录改革开放40多年来卫生健康事业伟大发展的历史场景。第一章以"卫生工作重点转移"为题目，叙述改革开放伊始至1984年这五年的发展历程，包括试行医院责任承包制、医学教育步入正轨、卫生立法加速以及卫生事业走向国际化四个章节；第二章讲述1985年至2000年医药卫生体制改革的历史进程，从乡村医生取代赤脚医生、构建初级卫生保健体系，再到推行医保制度改革以及公立医院产权制度改革；第三章的主题是"化危机为转机"，展现21世纪之初卫生事业发展所走过的不平凡历程，包括SARS危机应对以及疫情之后的卫生事业重建、农村合作医疗推行、大灾之后的卫生防疫；第四章以"开启新医改"为题，全方位记录2009年以来我国卫生健康事业所呈现的各种新气象：新一轮医药卫生体制改革、生育政策历史性调整、大国卫生外交之行以及中医药发展迈向新台阶。

中国卫生健康事业所载入的以改革开放为标志的时代精神，将永远在中华民族的文化历史中闪闪发光。在这即将全面建成小康社会的关键时刻，愿为国家和人民祈福！祝愿中国方案能够破解医改这一世界难题，为全国人民的健康幸福和国家的长治久安发挥决定性作用！

第一章　卫生工作重点转移

　　1978年党的十一届三中全会确立改革开放政策，全党工作中心开始转移到经济建设上来。我国卫生事业发展也随之迎来新的重大机遇，基本任务也转移到为社会主义现代化建设和人民健康服务上。"文化大革命"时期，极左思潮主导卫生工作领域，再加上林彪、江青反革命集团的疯狂破坏，医疗秩序陷入混乱，医学教育被迫中断，大量高等和中等医学院校被拆散或砍掉，使得卫生事业发展陷入停滞乃至倒退的局面。因此，在改革开放新时期，卫生事业发展的重点是整顿医疗行业秩序，加大人才培养力度，优化卫生资源配置，同时逐步引入市场机制，调动医务人员积极性，改善服务质量和态度，确保医疗供给能力不断满足人民群众日益增长的健康需求。

第一节 试行医院责任承包制

20世纪70年代末至80年代初期，随着各项改革措施的深入推进，社会生产力得到极大释放和发展，国家焕发出勃勃生机。城乡居民生活水平快速提升的同时，对医疗服务需求也相应提高，而此时医疗资源与供给能力却凸显严重不足的现象，全国范围内普遍出现"看病难""住院难""手术难"等问题。据统计，1983年的诊疗人次达到26.5亿，入院人数达到5021万，相当于1978年工作量的2.6倍。[1]因此，高涨的就医需求为卫生事业发展提出了更高的要求。

1978年，卫生部开始预热卫生体制变革，在3月召开的南昌会议中，首次提出对医院进行经济管理。1979年元旦，卫生部部长钱信忠在接受新华社记者采访时提出"卫生部门也要按经济规律办事""运用经济手段管理卫生事业"。此时改革开放刚刚起步，这一理念在当时显得颇具革新精神。1979年3月召开的全国卫生厅局长会议围绕卫生工作转移到医药卫生现代化建设的主题，制定阶段性卫生工作的具体方针，即以预防为主，坚持中医、西医、中

---

① 中华人民共和国卫生部编：《中国卫生统计年鉴》（1984年），中国协和医科大学出版社1984年版，第26页。

西医结合三支力量并存，将卫生工作重点放在农村，解决好8亿农村人口的疾病防治工作，并要求卫生工作讲求经济效果，提高工作质量和效率，允许企业、集体和个人开办医疗机构。一个月之后，卫生部、财政部、国家劳动总局联合发出《关于加强医院经济管理试点工作的通知》，确立医疗体制改革的基本思路，即实现以公有制为主体，多种所有制并存的医疗服务格局。此后，卫生部针对医院开展了"五定一奖"工作，即定任务、定床位、定编制、定业务技术指标、定经济补助、完成任务奖励，并开始尝试对医院实行"定额补助、经济核算、考核奖惩"，浙江、山东、河北、吉林、黑龙江等省的五所医院被列为典型。1980年9月，卫生部召开医院经济管理座谈会，钱信忠在会议总结时表示，要把医院经济管理提升到卫生经济学的高度进行研究。同年，国务院批准卫生部《关于允许个体开业行医问题的请示报告》，赋予个体行医合法性，以补充国家和集体办医力量的不足，政府对其实行严格管理。至此，公立医院一统江山的局面被打破，医疗市场开始向民办医院敞开大门。

受制于政府财力，1978年我国在卫生上的投入仅100亿元，远远落后于世界上大多数发展中国家。政府对医院补贴严重不足，长年按人员工资70%的标准进行发放。此外，医疗耗材、药品费用不断上涨，服务成本不断升高，而医疗收费标准由政府制定，大大低于市场价格，导致医院入不敷出、发展乏力。不仅如此，医院内部"平均主义"和"大锅饭"的分配方式，抑制了医务人员服务的积极性和主动性，导致医疗卫生资源配置效率低下。针对这一局面，卫生部决定在全国推行自负盈亏的承包经营制，为医院健康发展注入生机和活力。1983年，北京协和医院率先实行承包责任制，规定"上级拨款包干，超收自行支配，亏损不计"。同年，协和医院与中国医学科学院签订"定额包干，超额提奖"，责、权、利相结合的承包合同。医院承包责任制就是在坚持生产资料公有制前提下，通过内部承包（即由医院内部的科室、病房、药房交由个人承包）以及外部承包（即卫生行政部门将医院交由个人或企业承包）的方式，双方达成契约关系，明确责、权、利的范围和界限，承包者在合同范围内拥有人事、经营、奖惩等权力，这样就在一定程度上赋予了医院法人地位并确立了院长负责制。

责任承包制使医院由供给型过渡到经营型，逐渐演变成相对独立的经济实体，进而焕发出蓬勃的发展活力。从宏观层面看，1988年全国各级医院平均总收入相比1984年增长221%，1989年又比1988年增长18%。在责任承包制推行较早的广东省，1989年的医疗业务收入相比1988年增长36%。从微观层面看，北京广安门医院1983年收入280

万元，1984年和1985年分别增至359万元和443万元，两年间新增病床316张（含家庭病床100张）。上海市第二人民医院在短短几年间实现快速发展，用于基本建设的投资超过改革开放之前30多年的总和。此外，责任承包制在医院内部有效体现了按劳分配和市场调节的原则，充分调动医务人员的主动性和积极性。将工作成果与报酬紧密挂钩，通过考核给予不同报酬，医院职工从承包前"要我干"转变成承包后"我要干"。再者，责任承包制使医院转变为独立的经济主体，具有较大的自主经营权，进而有利于发挥价值规律和经济杠杆的调节作用。医院自主经营、自负盈亏，因而就要加强财务管理，注重经济效益，以最小的成本获取最大的收入。如河南省中医院附属医院通过承包，在增加收入的同时减少消耗，1986年节约用煤400吨，半年节约用电91420千瓦时，其他物质消耗也由每床年均470.26元下降至298.87元，全年共减少开支约850万元。

20世纪80年代，我国卫生系统借鉴农村经济体制改革和国有企业改革的经验，以实行"多渠道办医"和"简政放权"政策为主，在各级医院推行责任承包制，做到放权、让利、搞活。改变医院从属于政府的地位，扩大医院自主权，提倡自行管理、自主经营。实行卫生经费定额包干，各级医院业务收入结余部分可自主支配使用，包括改善医院环境和提高职工福利等。同时，改革医疗收费制度，对条件较好的医疗单位以及新仪器新设备开展的诊疗项目，可提高收费标准；对开展疫苗注射、妇幼保健、卫生防疫、监督检测等公共卫生服务项目，可收取成本费和劳务费。经过这一时期的发展，我国卫生事业格局发生了深刻变化，逐步形成以公立医院为主体，多种形式和渠道共同办医的新局面；医院管理能力和医疗服务技术水平大幅提升，医务人员待遇有所改善，有效缓解日益突出的"看病难""住院难""手术难"等社会矛盾。

第二节　医学教育步入正轨

新中国成立以来，我国医学教育不断发展，取得长足进步。

1966年开始的"文化大革命"运动严重影响我国卫生事业的健康发展，并造成医学人才青黄不接的局面。农村卫生保健网的创建者、被誉为"中国公共卫生之父"的陈志潜在20世纪70年代末期曾指出："就改善农村卫生问题而言，新的领导所面临的最大挑战也许是在中国农村卫生服务的一大批医生和医务工作者未曾接受过培训——这是早些时候快速发展留下的症结。"[1]党的十一届三中全会

---

[1]　陈志潜：《中国农村的医学——我的回忆》，四川人民出版社1998年版，第155页。

以来，为了总结经验，端正医学教育办学方向，相继召开了全国高等医学教育工作会议、中等医学教育工作会议。为加强少数民族卫生干部的培训工作，召开了少数民族地区医学教育座谈会。会后，卫生部、教育部、中央民族事务委员会联合发布了《加强少数民族卫生干部培训工作的意见》和《内地高等医药院校与少数民族地区对口支援的意见》。整个医学教育战线出现前所未有的、生动活泼的可喜局面。

高等医学院校是培养医学人才的摇篮，在当代医学教育中发挥着极为重要的作用。新中国成立初期我国高等医学教育比较落后，高等医学院校布局极为不合理，而且普遍规模小、招生少、设备差、师资匮乏。我国20世纪50年代合并了规模较小的院校，将沿海一带的院校有计划地迁往中西部省区，并将部分医学院校从综合大学中独立出来，为后来形成多层次、多形式的办学格局奠定了坚实的基础。全面恢复高考制度之后，医学院校招生规模迅速扩大，从1949年的3806人上升至1982年的2.9万余人。与此同时，医学研究生教育也得到快速发展。1949—1965年，我国共招收1185名研究生，毕业629名，初步取得一些研究生教育的培养经验。1978年，研究生教育制度得以恢复，全国共招收1417名研究生，为培养高端医学人才、提高医学队伍的整体素质奠定了良好基础。解放初期我国只有医科、药科、牙科3个专业，1981年发展为医学、儿科、口腔、卫生等10余个专业，许多专业也开始陆续试办。改革开放以来，我国科技水平得到迅猛发展，科学技术向高度分化与综合的方向发展，学科之间相互渗透，专业设置也随之大幅增多。1986年，高等医学院校专业数量增加至57种。1949年，我国高等医学院校仅有专任教师2000多人，卫生部门陆续颁布了《关于高等医药学院积极培养骨干教师的通知》《高等医药院校基层学科助教培养考核试行办法》《高等医学院校讲师培养考核试行办法》等指导文件，大大推进了师资建设，教师队伍学历构成比不断优化。1964年，我国87所高等医学院校专任教师约1.6万人，教授与副教授比例占到7.9%。改革开放初期高等医学院校专任教师的数量超过3万人，教授与副教授比例增长至12.2%。

中等医学教育作为适宜人才的重要培养途径之一，承担了为农村和基层卫生部门输送人才的重任。解放初期，我国仅有中等医学院校181所，设有护士、助产士等少数专业。1982年，全国已有中等医学院校485所，在校学生超过16万人，专任教师2.3万人，开设了包括医士、卫生医士、护士、检验士、卫生管理士等在内的25个专业。中等医学教育为解决基层医药人才短缺的问题，保障广大人民群众健康做出了突出贡献。在高等和中等医学教育走上正轨的同时，继续教育也得到快速发展。早在新中国成立之初，我国就已逐步开展专门化培养、专科进修和专题进修等医学教育活动，建立了卫生人员在职学习制度和住院医生培训制度。20世纪80年代，我国全面开展了继续医学教育制度化建设工作，大力发展继续教育，高等医学院校继续医学教育的职能显著增强。在此基础上，全国31个省、自治区、直辖市相继成立了继续医学教育委员会或领导小组，初步建立了包括基础医学教育、毕业后医学教育、继续医学教育在内的连续统一医学教育体系。

医学教育战线另一可喜成就是编写出版了我国自己的教材。我国医学院校在新中国成立初期大部分采用自编讲义，也有少部分的外国教材，主要来自英、美、德、日、法等国。1956年，在翻译出版了52种苏联教材的基础上，我国开始组织编写自己的高、中等医学院校各专业教材，其中高等教材84种，中等教材49种。此外，还出版了一批实验实习指导和教学参考书籍。当时，全国教学用书达206种之多。"文化大革命"开始后，这批教学用书被作为旧教材加以封存和批判。1971年，全国高、中等医学院校陆续恢复招生后，为解决教学用书，卫生部于1973年先后举办了口腔、中医、医学、药学等教学经验交流班，主要议题是合作编写试用教材。随后，此项工作被扣上"右倾""回潮"等帽子，大部分的教材编写工作被迫中止。

粉碎"四人帮"之后，卫生部于1977年底开启高等医学院校7个专业的本、专科教材的编写工作，到1981年出齐111种教材。从1978年开始，分别由山东、广东、安徽、湖北、陕西、辽宁、浙江、江苏、四川等省，出版了医士、中医士、药剂士、妇幼医士、卫生医士、口腔医士、放射医士等10个专业用的83种教材。卫生部从1981年起陆续成立了医学专业教材编审委员会和编审小组，开展教材修订工作。

改革开放后，我国医学教育领域进行了包括办学、经费筹措、招生就业和院校管理的全方位体制改革，在教育思想、模式、内容和方法等方面进行大胆的尝试与创新，使得我国医学教育逐步适应经济社会的发展需要，并与国际接轨。医学教育机构规模与布局日趋合理，教育管理体制逐渐优化，学生人数稳步增加，师资队伍不断壮大，教育理念日趋更新，教学质量显著提高，培养的大量医学人才对我国卫生事业发展发挥了至关重要的作用。

第三节　卫生立法加速

鉴于"文化大革命"给国家和人民带来的巨大灾难，中国共产党人认真总结历史教训，重新认识法治在国家政治生活中的极端重要性。1978年召开的党的十一届三中全会将法治提上重要议程，会议公报指出："为了保障人民民主，必须加强社会主义法制，使民主法制化、法律化，使这种制度和法律具有稳定性、连续性和极大的权威，做到有法可依，有法必依，执法必严，违法必究。从现在起，应当把立法工作摆到全国人民代表大会及其常务委员会的重要议事日程上来。"在改革开放之初，我国便开启了法治建设的伟大征程。

早在20世纪五六十年代间，我国就出台了一批包括公共卫生和药品使用管理的行政法规，但在"文化大革命"期间，形成了有法不依的混乱局面。70年代末期，在修订原有行政法规的基础上，国务院颁布了《药政管理条例》《麻醉药品管理条例》《急性传染病管理条例》《食品卫生管理条例》，初步构建起卫生法律框架，进而拉开了改革开放时期卫生立法工作的序幕。1982年是我国卫生立法值得大书特书的一年。上半年，卫生部颁布了《全国医院工作条例》《医院工作制度》《医院工作人员职责》，概括和总结了新中国成立后我国医疗卫生服务体系管理经验，对改革开放时期城乡医疗卫生服务体系的构建与发展发挥了积极作用。11月，第五届全国人民代表大会常务委员会第25次会议通过《食品卫生法（试行）》。这部旨在保障食品安全、促进人民身体健康与生命安全而制定的法律，是新中国成立之后第一部卫生法律，在卫生法治建设进程中具有里程碑的意义。12月，第五届全国人民代表大会第五次会议通过了新中国成立以来的第四部宪法，其中第21条规定："国家发展医疗卫生事业，发展现代医药和我国传统医药，鼓励和支持农村集体经济组织、国家企业事业组织和街道组织举办各种医疗卫生设施，开展群众性的卫生活动，保护人民健康。"第45条规定："中华人民共和国公民在年老、疾病或者丧失劳动能力的情况下，有从国家和社会获得物质帮助的权利。国家发展为公民享受这种权利所需要的社会保险、社会救济和医疗卫生事业。"宪法中的这两则条款，为发展我国卫生事业提供了法律依据和支撑。

到1984年为止，全国已颁发国家卫生标准88个，制定卫生指标1229个。此后，卫生立法工作驶入快车道。同年六届全国人民代表大会常务委员会通过《药品管理法》。1985年，根据国务院法制局和全国人大常委会法律工作委员会的建议，卫生部医政司成立的医疗立法调研起草小组制定出《医政立法规划》，卫生方面的法律按照国家立法程序进行制定，条例和办法等法规性文件，报国务院批准后由卫生部发布。1986年，卫生部编制"七五"时期卫生立法计划，其中包括对各级各类医疗机构的管理法规、对各类医务人员的管理法规、对各项医疗工作的管理法规。同年，第六届全国人民代表大会常务委员会通过《国境卫生检疫法》。1987年，卫生部制定《卫生立法分工和程序暂行规定》。1988年，卫生部组建政策法规司，负责卫生立法计划的编制、卫生法律法规的调研、协助各司局的法规起草等工作。1989年，七届全国人民代表大会常务委员会通过《传染病防治法》。卫生立法工作也促进了医学法学的发展，同年，中华医学会医学教育学会医学法学专业学组成立，标志着卫生立法学术时代的到来。1987年到1990年，是卫生行政法规制定工作发展最快的四年，总共出台了14个行政法规。这些法律法规的颁布与实施，标志着我国卫生事业走上法治化的管理轨道，同时对保障公民基本健康权益，规范医疗服务行为和国家卫生行政执法行为起到了重要的作用。值得特别指出的是：1982年和1984年全国人民代表大会常务委员会批准制定的《中华人民共和国食品卫生法（试行）》和《中华人民共和国药品管理法》。食品安全和药品质量是关乎人民健康的头等大事，这两部法律的制定和执行，为我国人民的生命健康提供了重要保证，是我国社会主义精神文明建设的重要组成部分。

卫生立法工作的加速，迫切需要打造一支素质过硬的卫生监督队伍。卫生监督是政府管理卫生事业的重要形式，卫生监督机构承担着大量的卫生执法工作，在保障人民健康、维护社会稳定和促进国民经济发展等方面发挥着重要作用。我国的卫生监督体制初建于20世纪50年代，几十年来以卫生防疫站为主体，内设机构与管理均强调突出专业的设置与学科的分类。1982年实施的《中华人民共和国食品卫生法（试行）》，标志着我国卫生监督由计划经济时期的行政监督跨越到卫生监督执法的新阶段。1989年，卫生部组建卫生监督司，以加强全国卫生监督工作的综合管理和宏观调控。随着国家卫生监督制度的健全与完善，我国建立起一支专职的卫生监督队伍，基本形成了劳动卫生、食品卫生、环境卫生、学校卫生、放射卫生、药品以及传染病的监督检测网络。各级卫生监督部门首先把住卫生预防性监督关，对各类企业、公共场所进行卫生审查与验收，核发卫生许可证；其次通过定期监测、不定期抽查等方式开展卫生监督工作，包括对新产品、新原料的审查，以及对中毒污染事故的调查等多种形式的监督活动，有力保障人民群众的健康权益，取得较好的经济效益和社会效益。

第四节　卫生事业走向国际化

1978年，党的十一届三中全会确立了对外开放的重要政策，我国卫生事业随即开始走向世界舞台，以积极姿态参与国际事务。我国与世界各国、国际卫生组织在医疗卫生领域建立了多渠道、广范围的联系与合作，引进大量现代医学科学技术和先进管理理念，吸引各国留学生来华学习，输送大批医学技术人才赴海外深造，有力推动我国卫生事业的快速发展，为国家改革开放战略的实施以及对外交往工作做出了贡献。

创建于1948年的世界卫生组织（World Health Organization，WHO）是一特殊的独立机构，总部设在日内瓦，是世界最大的卫生专门组织。我国是世界卫生组织的创始国，1972年随着我国恢复在联合国的合法权利，也恢复在该组织的席位。1978年，卫生部与世界卫生组织在北京签订《中华人民共和国卫生部与世界卫生组织卫生技术合作备忘录》，为开展和加强同世界卫生组织的合作奠定了坚实基础。1982年和1983年，卫生部又同世界卫生组织签订了《中华人民共和国卫生部和世界卫生组织基本协定》和新的技术合作备忘录，使双方的合作不断深化，形式也逐渐多元化。我国政府组团出席了历届世界卫生大会、世界卫生组织执委会会议、西太区委员会会议以及世界卫生组织专业技术大会，并多次当选世界卫生组织执委会委员，成为第96、97届执委会主席国。我国在卫生工作中也多次荣获世界卫生组织的各种奖章。著名寄生虫病专家毛守白教授于1984年5月在第36届世界卫生大会上荣获里昂·伯尔纳奖，山西省运城市口腔医院牛东平医生于1989年5月在第42届世界卫生大会上荣获笹川奖。此外，我国积极争取世界卫生组织合作项目，以推动卫生事业发展。从1982

年开始，我国开始获得世界卫生组织的正规预算拨款，用于基础设施建设、疾病预防控制、健康促进保护等领域。与此同时，我国与世界银行合作在卫生领域的第一个贷款项目也开始实施，用于在除西藏、香港、澳门和台湾以外的所有省份建立大量医疗卫生机构，适时地弥补了我国卫生领域经费投入不足的局面。

1969年，第22届世界卫生大会对原来的《国际公共卫生条例》修改、补充后，形成《国际卫生条例》（International Health Regulation，IHR）。这是一份在国际上具有法律约束力的卫生领域文件，旨在加强国家间传染病的监测，改善港口、机场、边境等地的环境卫生，防止传染病跨国传播与扩散，并鼓励各国卫生部门重视流行病学调查，降低疾病入侵的风险。1979年6月，我国政府致函世界卫生组织，正式承认并遵守《国际卫生条例》（以下简称《条例》）。在此之后，随着各类疾病疫情的暴发，修改《条例》的紧迫性凸显。我国积极参与了《条例》的修订工作，出席历次磋商会议，对相关文案提出建设性的意见和建议，并与多数国家建立了共同应对突发公共卫生事件的合作机制。在与世界卫生组织密切联系的同时，我国通过开展卫生合作项目、建立定期对话机制、实现高层定期互访等方式，与世界上绝大多数国家建立了卫生合作与交流的关系，在疾病预防控制、人力资源培训、医疗技术研发等诸多领域的合作成果显著。与世界各国开展卫生外交，有助于提升我国"软实力"，促进全球卫生事业共同前进，推动我国与其他国家外交关系持久稳定健康发展。

　　来华留学事业是我国医学教育事业的重要组成部分，也是我国卫生事业对外开放和对外形象的窗口。新中国成立初期，同苏联和其他社会主义国家建立和发展关系成为中国外交的首要任务。因此，我国招收来华留学生首先从与新中国建立外交关系和对华友好的东欧国家开始，逐步扩大到亚非拉友好国家。万隆会议后，中国与周边国家关系得到发展，越南、朝鲜、蒙古、老挝等国家的留学生相继来华，推进和稳定了周边外交。20世纪60年代初，我国开始接受少数来自西欧、北美和日本的留学生，主要是由友好团体推荐来华学习。"文化大革命"开始后，这项工作被迫停了下来。直到1971年医学院校恢复招生后，我国才又开始接收外国来华留学生。1971年至1982年，在华医学专业留学生累计达414人，主要来自日本、朝鲜以及西亚、非洲等地区，也有少数留学生来自美国、瑞典、加拿大、墨西哥等。从1975年起，在北京、上海、南京三所中医学院举办了国际针灸学习班。至1982年成功举办27期，为90多个国家培养了5000多名针灸医生。

　　启动于1970年代末期，兴盛于1980年代的出国热，汇集了新中国成立后的第一次出国潮，规模可谓波澜壮阔。

在医疗卫生领域，一大批英语能力强、专业素质高的医务人员相继赴海外进修，学成归来后大都成为业界翘楚。中国工程院院士、著名呼吸病学专家钟南山1960年毕业于北京医学院，1979年至1981年在英国爱丁堡大学附属皇家医院、伦敦大学圣巴费勒姆医学院学习。留英期间，钟南山拼命工作，取得了6项重要成果，完成了7篇学术论文，其中有4篇分别在英国医学研究学会、麻醉学会和糖尿病学会上发表。完成2年学业之后，爱丁堡大学一再挽留钟南山，但遭钟的婉拒，说："是祖国送我来的，祖国正需要我，我的事业在中国！"中国工程院院士、北京协和医院妇产科主任郎景1964年毕业于白求恩医科大学，1985年到挪威研修妇科肿瘤，1986年到加拿大研修妇科肿瘤。回国后历任北京协和医院副院长、妇产科主任等职务，为中国的妇科肿瘤医疗事业做出了突出贡献。著名微循环专家修瑞娟1961年毕业于莫斯科第二医学院，1983年在美国进修期间提出微循环对组织细胞的海涛式灌注新理论，否定了当时世界上流行的田园式灌注的推论，被誉为"修氏理论"。修瑞娟在美国取得微循环研究重大突破后，毅然辞去当地企业的高薪职位，回国建立了微循环研究中心。改革开放初期走出国门的医务人员所表现出的精益求精和报效祖国的精神，激励着一代又一代医务工作者自强不息、锐意进取，勇攀医学高峰。

第二章 拉开卫生体制改革大幕

1984年4月,党中央和国务院正式确定开放大连、秦皇岛、天津、烟台、青岛、连云港、南通、上海、宁波、温州、福州、广州、湛江、北海14个沿海港口城市,并逐步兴办起经济技术开发区。同年10月,党的十二届三中全会一致通过《中共中央关于经济体制改革的决定》,系统阐明了经济体制改革中的一系列重大理论和实践问题,首次指出中国的社会主义经济不是计划经济,而是以公有制为基础的有计划的商品经济。这次会议标志着改革开始由农村走向城市和整个经济领域,由此中国的经济体制改革进入了更为深入的阶段。

伴随着改革浪潮,卫生体制改革的大幕也徐徐拉开。1984年8月,卫生部起草《关于卫生工作改革若干政策问题的报告》,其改革的思路在很大程度上模仿国企改革,提出"必须进行改革,放宽政策,简政放权,多方集资,开阔卫生发展事业的路子,把卫生工作搞好"。这一报告在1985年得到国务院批准，正式启动全面医改。在接下来的几年间，卫生部相继废除赤脚医生称号，推进初级卫生保健体系建设、"两江试点"以及公立医院产权多元化，以前所未有的力度、广度和深度开展卫生体制改革。

第一节　乡村医生取代赤脚医生

赤脚医生是我国农村人民公社生产大队中不脱产的初级卫生人员，他们是由贫下中农推荐，经过一定时期培训的具有初级医疗卫生知识和技能的农村卫生人员[①]。作为一个特殊的社会群体，赤脚医生起源于20世纪50年代，正式形成于60年代末期，是我国农村基层卫生工作的主力军，甚至成了计划经济时期医务人员的代名词，在新中国成立后的医疗卫生史上发挥过重要作用。

新中国成立之初，全国人口数量已超过5亿，但卫生机构和设施却相当匮乏，卫生技术人员也极为短缺。天花、霍乱、鼠疫、血吸虫等各种传染病和地方病肆虐，严重威胁着人民生命安全。人民健康素质孱弱，人均寿命不足40岁，有些边疆地区甚至不足20岁。针对严峻的卫生形势，毛泽东曾做出"决不应该轻视卫生工作"的批示，显示他对人民健康事业的重视与关注。中央政府制定了"卫

①　《辞海》（医药卫生分册），上海辞书出版社1978年版，第12页。

生工作四大方针"——面向工农兵、预防为主、团结中西医、卫生工作与群众运动相结合。根据方针，全国上下迅速在农村地区掀起建立专业机构，组织技术队伍，开展除病灭灾运动的高潮。到了50年代中期，农业合作化进程加速，全国各地农村通过互助合作的形式，把以生产资料私有制为主的个体农业经济改造为以生产资料公有制为主的农业合作经济，进而产生人民公社。伴随着农业合作化的推进，从1955年起，我国农村正式出现具有保险性质的合作医疗保健制度。1959年11月，卫生部在山西省稷山县召开全国农村卫生工作现场会，肯定了具有公益性的农村合作医疗制度。此后，这一制度开始在各地农村快速推广，而与之相对应的就是打造一支能够深入基层与农民打成一片的农村医生队伍。这样的医生亦农亦医，一般来自贫下中农，平时参加劳动生产；要具备一定的医学常识，有深厚的群众基础，在最基层的农村处理常见病和多发病；按工分得到报酬，分享集体经济的收入。同时，政府为卫生机构的建立和运转提供资金，农民则在参加合作医疗时得到集体经济补贴。

农村医生队伍在50年代末期就已出现，但却在"文化大革命"运动中才在全国得以普及。1965年1月，毛泽东和中央批转了卫生部《关于组织巡回医疗队下农村问题的报告》，各地开始分期分批组织医疗专家到农村开展医疗服务，同时为农村培训了一批医务人员。毛泽东还主张缩短医学专业学习期限，提出办学途径多样化，可办二年制、三年制，也可办短期培训班，在实践中提高诊疗技术。1965年6月26日，毛泽东指示卫生部"把医疗卫生工作的重点放到农村去"，解决长期以来农村缺医少药的困境，为广大农民身体健康服务。这一指示被称为"六二六"指示，客观指出了我国农村医疗卫生工作长期存在的问题和弊病，对以后农村卫生乃至全国卫生工作都产生了极为重要的影响。各地把落实"六二六"指示当作一项重大任务来抓，迅速组织医疗队伍去农村、牧区、林区进行巡回医疗，在"文化大革命"中形成一股声势浩大的"卫生下乡"运动。1968年夏，上海《文汇报》发表了一篇调查报告，首次提到"赤脚医生"这个名词，并定义其为"不拿工资，帮助种地，亦工亦农，赤脚行医"。同年在第3期《红旗》杂志和9月14日出版的《人民日报》上全文转载，毛泽东在《人民日报》上批示"赤脚医生就是好"。自此，"赤脚医生"开始成为对农村医生的正式称呼，并如雨后春笋般地出现在全国各地。

　　"文化大革命"时期反映赤脚医生工作和生活的电影《春苗》，取材于上海市川沙县江镇人民公社一名农村医务工作者的先进事迹，1970年以《赤脚医生》为名搬上了话剧舞台。电影《红雨》中的主题曲《赤脚医生向阳花》这样唱道："赤脚医生向阳花，贫下中农人人夸，一根银针治百病，一颗红心暖千家。"生动地描绘了赤脚医生一把草、一根针为基层群众防治疾病的画面。而现实生活中的赤脚医生被农民看作自家人，经常背着药箱活跃在田间地头，里面装有消炎药、止痛药、止泻药、酒精、红药水、紫药水等常见药品，还有听诊器、注射器等简单设备，及时救治农民患上的各种突发病和常见病。而当遇见疑难杂症无法医治时，他们便亲自陪同将患者送往上级医院就诊。由于广大农村尤其是山区拥有大量中草药资源，常用草药的名称形状易于掌握，种植成本低廉，在群众中有良好的口碑，赤脚医生们便经常运用针灸、中草药、土方、偏方等传统方式为群众诊疗疾病，而这些方法经检验后也有不少传入医院，丰富了现代医学的治疗手段。除了治疗工作以外，赤脚医生还承担着疾病预防任务：向农民宣讲各种卫生常识，纠正错误的健康观念和生活习惯；带领农民改建厕所、水井、炉灶、畜圈等设施，以改善农村卫生条件，降低疾病发生；进行预防接种、传染病管理和疫情报告，对急病患者做简单处理抢救等。

1979年后，随着家庭联产承包制在农村的推行，村级卫生组织改变了所有制形式，在管理和经营上有了较大自主权，合作医疗制度随之解体，赤脚医生逐渐丧失赖以生存的土壤。由于历史条件的限制，赤脚医生制度本身存在的缺陷和弊端也日益暴露出来。其一，经费筹措难以为继。合作医疗所需的资金，主要源于集体经济的收入。20世纪80年代初期，家庭联产责任制在农村的大力推广使集体经济的规模缩小至家庭单位，合作医疗站也就丧失了其存在必要性，而工分计酬方式的终结也使得赤脚医生这个群体无法再生存下去。其二，管理机制混乱，责权利不明确。赤脚医生的称呼就决定了这个群体亦农亦医的身份，农忙季节劳动，闲暇时光行医。但究其本质而言赤脚医生还是农民，没有正式医生编制。这种情况导致赤脚医生这支队伍的医疗技术水平总体偏低，大多数赤脚医生仅仅只能对农民的常见病和多发病做简单的处理，面对急性传染病时往往束手无策，应对大病和重病时误诊率也会偏高。其三，农村干部在任用赤脚医生上有较大权限，为滋生腐败提供了空间。20世纪70年代末期，由于农村干部在赤脚医生选拔上有决定权限，再加上裙带关系、任人唯亲等不良风气的盛行，一些医术低、医德差的人挤进这支队伍，致使农民无法享受正常的医疗服务。1981年2月27日，国务院批转了《卫生部关于合理解决赤脚医生补助问题的报告》，提出："凡经考核合格、相当于中专水平的赤脚医生，发给'乡村医生'证书。"从此，"乡村医生"代替"赤脚医生"。

赤脚医生虽然退出了历史舞台，但并不意味着他们的历史功绩被抹杀，更不意味着农村一级卫生预防保健网被削弱。1949年，我国居民平均寿命仅有35岁，到1976年达到68岁，增长近一倍。同时，疟疾、血吸虫等传染病得到了有效控制，而流脑、白喉、天花等流行病几乎被消灭。赤脚医生队伍在提高我国居民健康水平上发挥了重要作用，受到国内和国际广泛认可和好评。我国卫生部部长崔月犁曾评价赤脚医生："在农村尚未解决温饱的条件下，能解决看病吃药的难题，这在古今中外前所未有，是伟大的创举。"1972年，美国斯坦福大学的学者拍摄了一部52分钟的纪录片——《中国农村的赤脚医生》，真实记录了赤脚医生就地取材、土法炮制针对农村常见病的药物以及用小银针治大病的情形。这部纪录片把中国的赤脚医生首次推向了世界，在国际社会引发强烈震撼。世界银行的调查显示，仅设置"赤脚医生"一项，就将中国的医护人员比率提高了一倍；人民公社晚期每个农村居民享受到的医疗护理水平，在其他国家需花费数百美元才能达到，而实际上公社社员的医疗开支人均只有7美元。上海医学院、浙江中医院编著《"赤脚医生"手册》，以医治农民日常病为主，简单实用、清晰明确，成了赤脚医生的培训教材，联合国教科文组织将它翻译成50多种文字，在全世界范围内发行。赤脚医生所依托的农村合作医疗，得到菲律宾总统马科斯的夫人伊梅尔达的赞赏，并在菲律宾落地生根，结出"菲式合作医疗"之果；印度政府也曾尝试着引入赤脚医生制度，培养乡村医生。

1985年，卫生部宣布废除赤脚医生称号，全国近150万赤脚医生或退休，或开办诊所，或转为乡村医生和卫生员，当年他们一手拿药箱、一手拿锄头奔波在田间地头的景象已一去不复返。"赤脚医生"这个带有天使般意味的名词，已成为中国广大农民记忆中美好的回忆。其实，赤脚医生之所以在国内外享有如此崇高的声誉，除了履行本职工作职责之外，更重要的是因为一种无私奉献的精神。时至今日，赤脚医生为人民服务的奉献精神和精益求精的学习态度，仍值得每一位医务人员学习和借鉴。

第二节　构建初级卫生保健体系

1977年5月，第30届世界卫生大会正式提出一项全球性健康目标，即到2000年全世界人民都应该达到在社会和经济生活两方面富有成效的健康水平，简单说就是"2000年人人享有卫生保健"。时隔11年，中国政府对世界卫生组织提出的这一宏伟目标做出庄严承诺。1988年10月6日，国务院总理李鹏在给第四届亚洲农村医学暨初级卫生保健学术会议的贺电中指出："'2000年人人享有卫生保健'是世界卫生组织提出的全球战略目标。我国政府已宣布支持世界卫生组织为之所做的一切努力，积极促进这一目标的实现。"自改革开放以来，随着农村集体经济的瓦解，计划经济时期的初级卫生保健事业逐渐走向低潮，而我国政府对于世界卫生组织"2000年人人享有卫生保健"目标的积极回应，使得初级卫生保健事业焕发出新的生机与活力。

全球初级卫生保健思想的萌芽可追溯到20世纪40年代。"二战"结束后，世界人权立法进程加快。1945年召开的联合国国际组织大会提出将健康权纳入经济、社会和文化权利之一加以规定，并将健康问题写入《联合国宪章》，规定成员国在保障人民健康方面的权利和义务。1946年，国际卫生大会通过《世界卫生组织章程》，首次这样提出健康权——获得最高可能达到的健康标准的权利是一项基本的人权。1948年，联合国大会通过的《世界人权宣言》将健康权视为最基本的人权，以后联合国制定的区域性人权法律以及许多国家的宪法也都将健康权视为最基本的人权。由此，保护公民的健康权成为不可逆转的世界潮流。20世纪50年代初期，发展中国家的基层卫生服务逐渐引起国际社会的关注。第6届世界卫生大会通过一项决议，声明："要加强发展中国家的基本卫生服务，以解决影响大多数人迫切急需的问题。"70年代初，针对大多数发展中国家的卫生服务不能满足当地居民的需求，城乡体制差距拉大以及卫生费用上涨过快等问题，世界卫生组织深入研究了"基本卫生服务工作方法与发展"课题，并与联合国儿童基金会组成联合小组，对中国等9个发展中国家进行实地考察。1975年，由80多位国际专家撰写的《在发展中国家满足基本卫生服务需求的可选择的方法》研究报告发表，指出：全球的卫生问题，靠一两个国家单独做出努力是远远不够的，有必要发动一场全球性的卫生变革，用新的认识和新的方法来解决，要在权力分配和政治决策、卫生服务提供等方面进行变革；这场变革应考虑人的价值，并应得到社会政治、经济领导者的强有力的支持和领导；要制定强有力的国家政策，把卫生部门作为一个整体系统，寻找一条能够综合和凝聚各专业力量，为实现卫生系统的共同目标而奋斗的新途径，以达到为大多数人提供基本卫生服务的目的，逐步解决不公平的现象。这些内容构成了初级卫生保健思想的雏形。

1977年5月，第30届世界卫生大会正式提出"2000年人人享有卫生保健"目标。1978年9月，由世界卫生组织和联合国儿童基金会在哈萨克斯坦阿拉木图联合召开了国际初级卫生保健会议，来自134个国家和67个国际机构的3000多名代表出席了本次会议。会议通过了著名的《阿拉木图宣言》，正式提出"初级卫生保健"的概念，并明确了初级卫生保健是实现"2000年人人享有卫生保健"

目标的有效途径和基本策略。日后，这次会议被公认为在现代公共卫生发展史上具有里程碑意义。在谈及初级卫生保健概念起源时，世界卫生组织原总干事马勒博士明确提出："初级卫生保健是总结过去全世界的各种卫生保健方法，并吸收了一些新的经验而逐步形成的一个概念。其中，确实受到中国经验的启示。"从某种意义上讲，初级卫生保健的概念源于我国赤脚医生队伍和以基层为重点的卫生运动实践，一些国际友人甚至称"中国是初级卫生保健的故乡"。《阿拉木图宣言》指出："初级卫生保健是基于切实可行、学术上可靠而又为社会所接受的方式与技术之上的主要的卫生保健，通过群众与个人及家庭的参与，并在本着自力更生及自决精神而发展的各个阶段上群众及国家能以维持的费用而使之遍及所有人等。"初级卫生保健的具体内容因国别的不同而有所不同，但至少应涵盖八项要素：保障安全饮水、提供干净的生活环境、开展妇幼保健和计划生育、预防接种、卫生宣传教育、常见病和创伤处理、供应基本药物。简而言之，初级卫生保健是三位一体的，即所遵循的理念是"健康是人类的基本权利"，所实现的目标是"人人享有健康"，所需要的投入是政府能够负担的。

　　旧中国积贫积弱、灾难深重，劳动人民长期遭受帝国主义、封建主义和官僚资本主义的压迫，享受不到健康的保障。据1949年统计，新中国成立之前60多年中，全国医学院校培养出2万名西医、300名牙医、2000名药剂师和1万名助产士，这对拥有5亿人口的国家来说，无法满足人民医疗卫生的需要①。毛泽东公开发表的第一篇文章就以《体育之研究》命名，写道："国力苶弱，武风不振，民族之体质，日趋轻细"，"德智皆寄于体，无体是无德智也"②。早在井冈山时期，毛泽东就已认识卫生健康工作的极端重要性，认为这是革命取得胜利的重要保障，明确提出"一切为了人民健康"的指导方针。1933年，毛泽东在江西省兴国县长冈乡调研时指出："疾病是苏区一大仇敌，因为它减弱我们的革命力量。如长冈乡一样，发动广大群众的卫生运动，减少疾病以至消灭疾病，是每个乡苏维埃的责任。"③在反"围剿"、长征及抗日战争时期，发病较多、危害较大的传染病是疟疾、痢疾等，其原因是根据地广大地区长期处于战争状态，广大军民因之辗转迁徙，加之医疗卫生条件极差，抵抗力和免疫力较弱。解放战争时期，各解放区在经过自卫反击后，逐步转入战略反攻，向全国进军。随着作战规模扩大和战略方针转变，卫生工作也遇到一系列新的问题，最典型的如东北战

① 钱信忠：《中国卫生事业发展与决策》，中国医药科技出版社1992年版，第51页。
② 引自《毛泽东早期文稿》，湖南人民出版社2008年版，第65页。
③ 《毛泽东文集》第1卷，人民出版社1993年版，第298页。

场的大规模鼠疫流行。面对各种疾病肆虐的局面，我党倡导和发动的农村卫生、大众卫生、国民卫生运动，其指导思想和工作方式与初级卫生保健概念基本上是一致的，即医疗卫生为大多数人的身体健康服务，其结果是有效遏制了各种疾病的蔓延，为战争的最后胜利做出了贡献。

1949年，中国共产党领导中国人民夺取新民主主义革命伟大胜利，建立了中华人民共和国，我国初级卫生保健事业也随之进入了一个崭新的阶段。1950年，中央政府召开第一届全国卫生会议，确定了"面向工农兵、预防为主、团结中西医"的卫生工作方针。1952年，根据周恩来总理提议，第二届全国卫生会议在此前基础上增加"卫生工作与群众运动相结合"的方针，形成了新中国成立初期我国卫生工作的"四大方针"。中央政府重点保障基层卫生组织建设，把建立农村、工厂和城市的基层卫生组织列为卫生工作两件主要大事之一。20世纪50年代末，我国初步形成了集预防、诊疗、健康教育于一体的县、乡、村三级医疗卫生网，覆盖了全国绝大多数地区。1965年6月26日，毛泽东做出重要指示，要求卫生部把工作重点放到农村，同时强调"预防为主"的方针。在"文化大革命"的特殊历史阶段，国家动用行政资源组织大批卫生技术人员下乡，并被冠以"赤脚医生"的称号，是我国在这一时期开展初级卫生保健工作最重要的力量。此外，在国家财政实力有限、人民生活水平较低的情况下，政府还建立起覆盖大部分农村地区的合作医疗制度，保障了防疫站、妇幼保健站等基层医疗机构的正常运转。这种运行体制，在长达几十年的时间中保障了大部分农村人口的基本健康，完全消灭了天花，基本消灭了性病、鼠疫、黑热病、回归热等，使麻疹、白喉、百日咳、脊髓灰质炎等传染病的发病率显著下降，被世界卫生组织誉为"低收入发展中国家举世无双的成就"。

自1977年第30届世界卫生大会向全球提出"2000年人人享有卫生保健"的战略目标后，我国政府结合自身发展状况，迅速采取行动。从1979年起，我国卫生部陆续与世界卫生组织合作，先后建立了广东省从化县、山东省莱州市等5个初级卫生保健合作中心，黑龙江省绥化县初级卫生保健情报信息合作中心和辽宁省金州区、四川省都江堰市等5个农村卫生示范县以及上海市卫生部初级卫生保健管理干部培训中心。这些合作中心和示范县在我国农村卫生工作中较早地引入初级卫生保健的先进管理理念，并与世界卫生组织合作举办多期会议和研讨班，培养大批专业技术人才。我国政府还与联合国儿童基金会建立了友好合作关系，确立了30个妇幼卫生保健示范县和多个农村改水项目及计划免疫冷链项目，极大地推动了农村卫生事业的发展。1983年，我国政府郑重承诺："将努力响应世界卫生组织提出的'2000年人人享有卫生保健'的战略目标,努力在中国尽早实现这个目标。"1988年,国务院总理李鹏进一步阐明实现人人享有卫生保健是2000年中国社会经济发展总体目标的组成部分,从而确保卫生事业与经济发展同步增长。七届、八届、九届全国人大会议上所作《政府工作报告》,均要求继续推进初级卫生保健,确保"2000年人人享有卫生保健"的目标顺利实现。我国对于初级卫生保健工作的高度重视,充分体现了党和政府对人民健康极其负责的政治态度。

1989年,卫生部召开全国卫生厅(局)长会议,提出我国农村初级卫生保健的实施步骤和评价指标。1990年,由卫生部牵头,5个部委(卫生部、国家计划委员会、农业部、国家环境保护局、全国爱国卫生运动委员会)立足我国社会主义初级阶段的国情,并参照世界卫生组织创立的全球性指标,颁布了《我国农村实现"2000年人人享有卫生保健"的规划目标》《初级卫生保健工作评价指标》《初级卫生保健工作的管理程序》三个文件,为我国全面推进初级卫生保健工作吹响了号角,同时也使初级卫生保健事业进入了目标管理的轨道。简而言之,农村初级卫生保健分两步三个阶段:第一步在1995年有半数县达到最低标准,第二步到2000年再有半数县达到最低标准;第一个阶段(1989—1990年)为规划试点阶段,第二个阶段（1991—1995年）为全面普及阶段，第三个阶段（1996—2000年）为加速发展阶段，确保本世纪末全国所有的县都达到初级卫生保健的最低标准。同时，卫生部成立了初级卫生保健领导小组，由陈敏章部长任组长，并设立办公室负责领导协调工作。大部分省（自治区、直辖市）政府成立了由主要领导牵头、各有关部门负责人参加的初级卫生保健委员会或协调小组，将实施初级卫生保健纳入当地经济社会发展的总体规划，作为政府绩效考核的一项内容。

初级卫生保健的实施，使得广大农民健康水平得到显著提高。各地将医疗和预防保健工作密切结合，广泛普及农村计划免疫，有效防治各类传染病和地方病，农民居住环境卫生状况得以改善，孕产妇和婴幼儿死亡率大为降低。据统计，1997年计划免疫四苗接种率以乡为单位超过85%，农村改水受益人口占农村总人口的88.9%，农村卫生覆盖率达29.6%；全国农村婴儿死亡率从1991年的58‰下降到1997年的37.7‰，农村孕产妇死亡率从1990年的114.9/10万下降到1997年的80.4/10万。此外，各地还采取农民喜闻乐见、易于接受的形式开展"9亿农民健康教育大行动"，做到报纸上有文、广播里有声、电视中有影。健康教育从娃娃抓起，在中小学开设课程，编写教材，并配有专业老师讲授。健康教育工作的有序开展，在很大程度上帮助农民改变不良生活习惯，提高了自我保健的意识和能力。与此同时，农村三级医疗预防保健网得以巩固和发展。从1991年起，国家计划委员会、卫生部、财政部统一部署，开始了农村卫生三项建设项目（乡镇卫生院、县卫生防疫站、县妇幼保健所），规划到2000年，95%的县和95%的乡镇卫生院基本实现"一无三套"目标（无危房，房屋、设备、人才三配套）。到1999年底，全国累计投入174亿元，建成46505个卫生机构，其中82.3%的乡镇卫生院、79.6%的县卫生防疫站、86.5%的县妇幼保健所得到了改造。多数地区的卫生基础设施大为改善，乡镇卫生院和村卫生室的功能及管理机制进一步与农村初级卫生保健的需要相适应。初级卫生保健有效发展和壮大了农村卫生队伍，让100多万乡村卫生技术人员得到了系统化培训的机会，诊疗能力和技术有所提升，能够基本满足农民的就医需求。

第三节 医保制度改革试验——"两江试点"

医疗保障制度关乎劳动者切身利益，是社会保障制度的关键组成部分，也是整个社会系统中的一个重要子系统，对于调动劳工积极性和维护社会稳定意义重大。共产党始终代表中国最广大人民群众的根本利益，其先进性在保障劳动者权益上表现得淋漓尽致。1922年，中国共产党劳动组合书记部拟定劳动法大纲，提出实行劳动保险；1935年，中国共产党十大政纲第六条规定：实行八小时工作制、增加工资、失业救济与社会保险；解放战争时期，我们党在东北解放区开始试行劳动保险制度。新中国成立之初，中央人民政府相继颁布《中华人民共和国劳动保险条例》和《关于全国各级人民政府、党派、团体及所属事业单位的国家工作人员实行公费医疗预防的指示》，标志着劳动保险和公费医疗制度在我国正式确立。这两项制度均以城市职工为主要对象，几乎涵盖所有行业及单位，个人不用缴费且全额报销，直系亲属的医疗费用报销一半，属于典型"免费医疗"的福利制度。很多企业和单位还办医院，无偿承担职工看病吃药、体检身体等费用。劳动保险和公费医疗制度自实行以来，在提高城市居民人均寿命、促进经济发展和保障社会稳定等方面，发挥了极为重要的作用。

运行20多年后，职工医疗保障制度的不足和弊端日益明显，尤其是在党的十一届三中全会以后，职工医疗保障制度越来越表现出与经济改革的不适应。主要表现为：财政和企业包揽职工医疗费用负担过度，阻滞国家经济和企业生产的发展；医疗费用增长过快，浪费严重；覆盖面较窄，社会统筹程度较低；等等。随着财政体制、医疗体制、国有企业所有制等改革的推进，职工医疗保障制度改革已迫在眉睫，有如箭在弦上。1981年5月，卫生部、国家医药管理总局发布《关于不准将化妆品充当药品销售使用的通知》；1982年2月，财政部、卫生部再次颁布《关于重申中央级行政事业单位工作人员疗养费用开支规定的通知》等，这一系列政策、文件的紧急出台，目的在于整顿不合理的医疗开支，解决医疗经费严重超支的问题。同时，国有企业实行承包制、改革劳动用人制度、实施企业破产法等多项改革，打破"大锅饭"制度。为减轻劳保医疗超支和浪费的沉重负担，一些企业开始自发采取应对措施，一方面严格控制高额的医疗费，另一方面则将医疗费用与职工个人挂钩，改变由企业包揽一切的制度。一些地方也自发开始了对传统职工医疗保障制度的改革探索，如医疗费用定额包干或仅对超支部分按一定比例报销，以及实行医疗费用支付与个人利益挂钩的办法等。1985年底，河北省石家庄市先后在6个县市的离退人员中试行医疗费用社会统筹，3年后这种办法在全市推广。此外，山东省即墨市、辽宁省锦西市（今葫芦岛市）等地，也相继采用这种办法。通过局部地区的试验，1989年后离退休人员的医疗社会统筹在全国各地逐步推广。这些改革实践开启了由公费医疗制度逐步向适度自费医疗制度的过渡，为职工个人负担医疗费用奠定了初步的心理基础。

1992年初，邓小平赴武昌、深圳、珠海和上海等地，沿途发表一系列关于改革和发展的重要讲话，在意识形态领域解决了对市场经济的认识问题，为中国掀起新一轮改革开放热潮奠定了思想基础。同年召开的中共十四大正式提出建立社会主义市场经济体制目标，并确立邓小平建设有中国特色社会主义理论在全党的指导地位。自此，我国现代化进程重回正确的轨道，各项社会事业也由之开启加快改革的新步伐。而随着以市场化为取向的经济体制改革不断深入，计划经济时期占据国民经济主体地位的国有企业开始面临激烈的市场竞争，一些实力较弱的国有企业经营困难甚至举步维艰。同时，以用人单位为载体、以福利保障为特征的传统医疗保障制度，在运行中日益显现出缺陷与弊端：一方面，不同企业因效益差别造成职工劳保医疗差距较大；另一方面，单位公费医疗大幅上涨，出现"一人得病全家吃药"的奇怪现象。这些问题的产生既损害了社会公平，又影响了医保制度正常运行，已经到了非解决不可的地步。1992年5月，国务院成立医疗制度改革小组，李铁映任组长，国家体改委、卫生部、财政部、劳动部等部门的负责同志参加。它的成立标志着中国医疗保障制度改革进入一个新的阶段，启动了对医疗保障制度全面的改革试验。

1993年11月，中共十四届三中全会通过《中共中央关于建立社会主义市场经济体制若干问题的决定》，提出了全局性、整体性推进市场体系建设的改革举措，把经济体制改革的目标和原则加以具体化和系统化。同时，该决定提出建立多层次的社会保障体系，统一的社会保障管理机构，职工医疗保险由社会统筹和个人账户相结合等改革任务。1993年10月和12月，劳动部发布《关于职工医疗保险制度改革试点的意见》和《补充通知》，决定选择一些城市作为试点。1994年4月，国家体改委、财政部、劳动部、卫生部共同制定了《关于职工医疗制度改革的试点意见》，经国务院批准，在江苏省镇江市、江西省九江市进行试点，即著名的"两江试点"。镇江市和九江市是我国长江中下游地区的两个普通中等城市，由于它们在此前的"大病统筹"改革中表现较好，而被中央选中作为"统账结合"（社会统筹与个人账户相结合）改革的试点，由此"两江"结合在一起，以其特殊含义被永远记载在中国医疗保障制度的改革史上。12月，镇江市和九江市的职工医疗保障制度改革试点工作正式启动，重点在于实现机制转换，建立医疗保险"统账结合"的城镇职工医疗保险模式。

　　"两江试点"的主要内容有：（1）实施范围。实施范围为全体城镇职工，基本覆盖城镇劳动者，但不包括乡镇企业职工和城镇个体户。（2）医疗保险基金来源。

医疗保险基金按上年工资总额的11%缴纳，用人单位缴纳10%，职工个人缴纳1%。（3）医疗保险待遇。根据基本医疗费用、非基本医疗费用等不同情况，区别对待。基本医疗费用先从个人医疗账户中自付，个人医疗账户不足支付时，由个人支付；个人支付超过本人年工资5%以上的部分，主要由统筹基金负担，同时个人根据医疗费用多少负担一定比例。（4）医疗费用结算方式。职工到社会保险机构的定点医院就诊，属于个人账户内的医疗费支出以记账方式结算；账户以外的开支先由职工以现金结算，再按规定标准报销，住院费用以记账方式结算；属于个人自付的医疗费以现金结算。（5）医疗保险管理。镇江市和九江市都成立了专业的机构承担医保政策制定及日常管理工作。镇江市统一由社会保险局管理，医疗保险机构提取医疗保险基金的2%作为管理费；九江市由社会保险局负责企业职工的医疗保险，由机关事业单位医疗保险机构负责本系统职工的医疗保险。

相较于传统的医保制度，"两江试点"是一个大胆的探索和尝试，主要针对如何建立筹资机制和费用分担机制，如何有效衔接个人和基金账户，以及如何加强医疗服务管理及社会化管理体系等问题。取得成效体现在：

医疗保险覆盖面扩大，职工基本医疗得以保障。到1996年底，镇江市单位参保率、职工参保率、基金到位率，分别达97.26%、96.38%、95.50%，九江市单位参保率、职工参保率、基金到位率，分别达96.06%、94.70%、90.10%。1996年，镇江市职工患病就诊率达83.5%，较上年上升8.1%；九江市参保职工个人账户和统筹基金人均占有医疗费用292元，较1995年增长6.57%[①]。

医保基金收支基本平衡，财政、单位、个人的医疗负担有所减轻。到1996年底，镇江市两年医保基金收支相抵实际结存基金152.18万元，九江市两年医保基金滚存结余2329.9万元。1996年，镇江市实际发生的医疗费用比改革前的1994年增长21.02%，低于1990年至1994年33.40%的递增幅度；九江市每住院床日费用比上年仅增长6.5%，每门诊人次费用增长22.2%[②]。

区域卫生规划和医疗机构改革取得初步进展，医疗资源的利用率有所提高。1996年，镇江市和九江市都已制订了相应的区域卫生规划，九江市根据规划先后合并了4家医院，取缔了无证诊所235家，整顿了药品市场。此外，由于新的医保制度实行有选择的定点医疗机构，因而促进医院之间的竞争，使各级医院的资源得到合理利用。大多数小病患者到指定的一、二级医院就诊，而大病、重病患者则涌向三级医院。据镇江市调查，市直三所大医院病人

---

① 国务院医改办《医改动态》，1997年第1期。
② 国务院医改办《医改动态》，1997年第1期。

就医比例，从改革前轻、中、重病人各占1/3，变为改革后的中、重病人各占1/2。

初步形成了医、患、供三方面相互制约关系，克服医疗资源的过度浪费。镇江市和九江市实行新的医疗保障制度后，对医院建立了以定额结算为核心的制约机制，规范了医生的诊疗行为，减少了大处方和大检查，在一定程度上减少了医疗浪费；明确了职工基本医疗服务和基本用药目录及报销范围，进而保证了基本医疗有章可循；参保职工实行了个人医疗账户和按比例负担的制约办法，增强个人费用意识和节约意识，避免传统制度中"大锅饭"现象。

促进了医院内部管理改革，使医院运营方式得以改变。镇江市和九江市的很多医院开始从过去以扩大外延为主的发展思路逐渐转向以加强内涵建设为主，以往争编制、争床位和大量购买医疗设备的做法，渐渐被优化内部医疗资源配置、调整收入结构和服务结构的做法所取代。1995年，镇江市医院中共清退临时工150多名，压缩床位180张，调整床位250张，近一半的医院对内部病区进行了调整。一些医院还主动适应当地居民对医疗需求的转变，拓宽服务领域，增加服务项目，从单纯的诊断治疗服务扩大到咨询、健康、康复三级服务。据镇江市对10所县级以上医院的调查和考评，患者对医务人员的服务态度和医疗质量满意率分别高达98.5%和98.2%，均高于改革前历次调查比例的9.5~10个百分点。

有助于深化国有企业改革，对建立现代企业制度起到推动作用。镇江市和九江市的医疗保障制度改革，为分离国企办医院、办社会的职能提供了契机。医改后，很多国企内部的医院开始走向社会化和市场化道路，以探求生存和发展之道。患病职工不再像以往那样为报销医药费而困扰经理和厂长，而是主动到医保经办机构解决问题。医疗社会保险在一定程度上解除了政府、企业和职工在医疗保障方面的后顾之忧，为国企破产、兼并、合并等资产重组活动的开展以及现代企业制度的建立，奠定了坚实基础。

"两江试点"的实践说明社会统筹和个人账户相结合的医疗保障制度改革是与社会主义市场经济相适应的，其总体方向和基本原则是正确的。但医保制度改革是世界性的难题，任何国家都无法做到毕其功于一役。同样，"两江试点"也暴露出一些严重的问题，主要体现在：

医疗保险基金收缴困难。一些缺乏竞争力，无法在市场经济的浪潮中占有一席之地，甚至处于停产和半停产状态的企业，无法缴纳医保费用。而在一些职工年龄偏小的企业，因不存在或较少存在大病情况，即使企业效益良好，也不愿缴纳医保费用。再者，医保部门在征缴医保基金时缺乏强制性，对医保制度改革的正常推行造成了消极影响。

大病统筹的保险概率低。镇江市和九江市推行的医保制度，在解决企业职工基本医疗方面发挥了重要作用，但对职工的大病和重病却保障不利。由于得大病和重病的人毕竟是少数，很多企业的大病统筹保险费回报率偏低，这种情况严重削弱了企业参加大病统筹的积极性，同时也不利于职工的医疗负担由企业转移到社会上来。

"两江试点"的医保范围仅针对城市职工，尚未覆盖农村居民。自古以来我国都是一个农业国家，20世纪90年代中期我国农村人口近10亿，而且老年人所占比重较大。随着老龄化进程加快，农村老年人口呈快速上升趋势。严峻的形势对建立农村医疗保障体系提出了迫切要求，然而我国的综合实力不足以支撑统一的农村医疗保障体系。因此，解决广大农村人口尤其是老年人的医保问题，建立医疗保障互助组织是十分必要的。

医疗资源配置不合理，城乡差距较大。一方面是城市医疗资源过于集中，另一方面则是农村医疗资源普遍处于短缺状态。与此相对应，城市里的大医院常常是人满为患，有时甚至是一号难求，而乡镇里的医院则是门可罗雀，无人问津。此外，防治比例严重失调，镇江市和九江市的卫生事业费的2/3用于医疗机构，仅有1/3的部分用于预防机构。

综合"两江试点"的得与失，瑕不掩瑜，它是政府主导推行的适应我国基本国情和顺应社会主义市场经济发展的全新医疗保障制度。在此基础之上，1996年4月，国务院又将医疗保障制度试点扩大到57个城市，多数城市采取了镇江市和九江市的做法。如1995年，青岛市政府颁布了《青岛职工医疗保险暂行办法》，建立由个人账户金、单位调剂金和社会统筹金三部分组成的医疗保险基金，在职员工和退休人员的医疗费用先从个人账户支付，超过部分由单位和社会账户按比例承担。应当说，青岛医保改革与"两江"模式如出一辙，但是在具体管理和操作方式上有所创新。

国学大师王国维对做学问的三重境界曾做精辟比喻：昨夜西风凋碧树，独上高楼，望尽天涯路；衣带渐宽终不悔，为伊消得人憔悴；众里寻他千百度，蓦然回首，那人却在，灯火阑珊处。就中国医疗保险制度改革而言，"两江试点"当属第一重境界，既有"独上高楼"的可贵勇气，也有"望尽天涯路"的艰辛探索。虽然已过去多年，但遥想当年"两江试点"之荣耀，展望全民医保之愿景，在建立更加合理的全民医保制度征程中，至少有三点"两江精神"是值得我们大力发扬和借鉴的。

一是勇于改革的精神。十一届三中全会确立改革开放政策，改革成为推动经济社会快速发展的最大动力。问题倒逼改革，而改革也正是全面解决不利于发展的体制性障碍和结构性矛盾。当年在镇江市和九江市推行的医疗保障制度改革主要迫于如下几方面的压力：国有企业在市场经济形势下甩掉包括医疗在内的企业办社会包袱，计划经济时期的劳动保险和公费医疗制度难以为继，大量新兴的非国有企业员工没有医疗保障，等等。"两江试点"因改革而诞生，因改革而壮大，既有改革的阵痛，更有改革的喜悦，每一次进步都与改革命运密切相连。在下一步完善医保制度的进程中，我们更加坚定改革的决心，保持改革的韧劲，把人民利益永远放在第一位，让医保制度的红利更多更好地惠及全体国民。

二是敢于担当的精神。当年镇江人有句名言：敢为天下先，甘当铺路石。正是这种大无畏的奉献和牺牲精神，让"两江人"做了中国医保改革史上"第一个吃螃蟹"的人。而这种可贵精神源于对党和国家事业高度的责任心和强烈的使命感，因为任何一项改革都存在付出、风险乃至牺牲，非一般人所能承受。当年的"两江试点"在医保制度改革中积累了正反两方面的经验与教训，为在全国范围内推行此项改革提供了有益的借鉴。邓小平曾在20世纪80年代为了推动改革讲过一句著名的话——看准的就要大胆地干，不干，半点马克思主义也没有。在全面深化改革、完善全民医保的今天，最需要的也正是这种敢于担当的勇气和魄力。而只要是共产党人，只要是改革者，就要为国家和人民的利益勇于担当。

三是淡泊名利的精神。历史上，但凡试点、改革等新兴事业，都没有现成模式和先进经验可循，成功和失败是相伴而行的。同样，虽然"两江试点"在医保改革中率先迈开步伐，取得一定成绩，但某些做法并没有被最高决策层采纳，进而在全国范围推广。对此，"两江"的同志们并未患得患失、裹足不前，而是胸怀宽阔、继续前行，拥有"功成不必在我"的宝贵精神。即使局部失利或部分失败了，也是虽败犹荣，对全局也是镜鉴，也是财富。在持续推进医保制度改革的当下，许多改革的措施也绝非灵丹妙药，都只能在长期的实践中反复比较，艰难取舍。因此，在改革的漫漫征途上，我们既要期盼成功，也要宽容失败，既欢迎答"对"，也允许犯"错"。只有这样，投身改革的各路精英才会涌现，推进改革的各种意见才会竞相迸发，汇聚成巨大的改革洪流进而形成生动活泼的改革局面。

2016年，国际社会保障协会将"社会保障杰出成就奖"授予我国政府，以表彰我国近年来在扩大社会保障面工作上所取得的卓越成就。"前人栽树后人乘凉"，现行的全民医保体系的基础正是源于1994年的"两江试点"。上下齐心协力，开拓进取，先花费8个月制订试点方案，事后又投入6个年头进行试点评估。整个试点工作既没有大嗡大轰的炒作，也没有浮皮潦草的决策。遥想当年，试点的最大意义在于，在当时并不十分完善的市场经济体制下，大胆种下符合时代发展潮流的医疗保险种子。经过20多年的悉心培育，这颗种子逐步发展成为覆盖全民的医疗保障体系，堪称全球覆盖人数最多的医保网。"两江试点"是与今天医保的现实所无法切割的历史，并为医保未来进一步发展提供源源不断的精神养料。

第四节 公立医院产权制度改革

随着我国社会主义市场经济体制的建立，作为国有事业单位的公立医院弊病日益凸显，愈发不能适应市场经济的发展要求。一方面是国家投入不足，医院资金紧张，运营难以为继；另一方面则是机构臃肿，人浮于事，效率低下。对此，按照"有所为，有所不为"的宏观调控要求，国家对医院产权制度实施深层次改革也就成了必然选择：在一部分公立医院实行"资产所有权和经营权相分离"，推行国有民营改革；而在另一部分公立医院中则完全退出政府资本，使之转制为民办非营利医院或营利医院，有些地方甚至掀起一波"买医院"的高潮。后来的实践证明，这些探索和尝试，既有成功的经验，也有失败的教训。

从20世纪80年代初开始，国家对公立医院实行预算包干办法，即按国家核定的收入和支出，确定财政补助数额，其余部分则由医院业务收入解决，结余留归医院支配。与此同时，国家全面推行"划分收支，分级包干"的财政体制改革，财政对医院的拨款远不及支出，尤其是人力成本开支。在各行各业职工收入不断提高的同时，医院的职工收入也不例外地上涨，而这块开支则主要依靠医院的业务收费补偿。根据国家卫生部全国卫生部门年报资料数据计算，2001年全国卫生部门所属医院，国家财政拨款占医院全部支出的比重，平均每所综合医院是7.22%，平均每所县医院是7.60%。[①]这种状况迫使医院必须依赖市场，通过提供服务创收获得补偿。随着医院作为医疗服务市场上独立经济主体地位的强化，医院需要寻找新的投资主体以更好地发展，产权制度随之也就被提上议事日程。

国有企业改革的做法和经验不断地被借鉴到医院改革当中。在国有企业实行承包经营责任制改革的同时，医院也出现了承包经营责任制，随后又结合卫生领域特点演变为技术经济责任制和综合目标管理责任制。当中小企业出现租赁经营、股份合作制时，中小医院也开始试行相应的管理模式。1992年以后，国有企业股份制改造进入高潮，而医院也开始尝试股份制和职工持股的做法。随后企业集团的产生，也带动医院的集团化经营。1997年后，国有企

---

① 国家卫生部 2001年全国卫生统计年报资料。

业的转让、并购等同样被引入医疗卫生领域。这一系列的鲜活事例表明，在医院自主经营权日益扩大的背景下，国有企业产权制度改革对医院改革产生了示范效应。

2000年2月，国务院八部委联合下发《关于城镇医药卫生体制改革的指导意见》，这份数易其稿的文件确立了医药分业的原则，规定"鼓励各类医疗机构合并、合作，共建医疗服务集团；营利性医疗机构医疗服务价格放开，依法自主经营，照章纳税"。同年7月，国家卫生部、国家中医药管理局、财政部、国家计委联合印发《关于城镇医疗机构分类管理的实施意见》，将医疗机构划分为营利性和非营利性两类，实施分类管理。放开营利性医疗机构医疗服务价格，允许其根据市场需求确定医疗服务项目；政府举办的非营利性医疗机构享受同级政府给予的财政补助和税收优惠政策，执行政府规定的医疗服务指导价格，其他非营利性医疗机构不享受政府财政补助。这两份文件的出台进一步明确了医疗体制改革的市场化方向，加快了各地开展公立医院产权改革的步伐。随着我国加入世界贸易组织（WTO），我国政府承诺开放医疗服务市场，公立医院开始面对来自外资医院的竞争压力。对于这种局面，很多公立医院主动谋求新的管理方式以获得更大发展动力。发达国家的成功经验也为我国公立医院产权制度改革提供了借鉴。以美国为例，在医院构成中大约公立非营利医院占1/3，民营非营利医院占1/3，民营营利医院占1/3，与我国改革前一元化产权结构的公立医院形成鲜明对比。

各地纷纷开始试行公立医院产权制度改革。北京市选择部分公立医院进行股份制和企业化改造，辽宁省海城市拍卖了18所乡镇卫生院和3所市直医院，杭州市余杭区出售了全部乡镇卫生院，山东省临沂市、四川省射洪县也开始拍卖卫生院，江苏省宿迁市将135家公立医院中的133家进行拍卖，被称为"市场化"的改革。

1.北京健宫医院产权改革。北京健宫医院，前身是创建于20世纪50年代初期的北京建筑工人医院暨建设部总医院，原名建工医院。建工医院在80年代曾辉煌一时，最好的时候日门诊量达2000多人，在北京市企业医院里称得上龙头老大。但到了90年代末期，建工医院逐渐走下坡路，设备严重老化，病房年久失修，医疗人才断档，历史包袱沉重，到了无法正常运营的地步。日门诊量仅200人左右，北京市卫生局甚至要取消建工医院医疗保险定点医院的资格。

在这种严峻的形势下，是涅槃重生还是坐以待毙，成了当时医院决策层必须面对和解决的问题。最终，院方经过激烈争论，决定成立改制小组，负责引入外资，重组改制。多方比较后，建工医院选择与在加拿大注册的凤凰医院管理集团合作。2000年9月，双方正式签署协议，由凤凰集团投入5280万元占有66%的股份，同时该企业总裁徐捷作为法人代表负责医院日常运营和管理，并把医院更名为健宫医院。

改制之后，健宫医院从一家非营利性企业医院转变为营利性合资医院，体制的优越性很快显现出来。医院引进了全新的管理模式，从医疗技术、服务质量、财务管理、物资管理等方面全方位加强内部运营，并实施ISO质量管理体系，与国际接轨。高薪聘请经验丰富的离退休专家担任科室主任，并邀请国内外著名临床医学专家，主持一线诊疗工作。改制第一年医院收入为3000万元，第二年增至8000万元，日门诊量超过500人，床位使用率高达80%。随着政策的进一步开放，越来越多的政府资本和民间资本看好中国医疗卫生领域。在完成北京健宫医院改制后，凤凰医院管理集团又接连参与了北京燕山石油化工有限公司职工医院、门头沟区医院的改制，成为内地最大的民营医疗集团，并于2013年在香港主板市场上市。

2.杭州市余杭区出售和回购卫生院。2000年初，杭州市余杭区乡镇卫生院出现大面积亏损的状况。那时候，全国还没有试行农村新型合作医疗，农村人看病需要自己全部买单。于是，当地人得了小病就去村卫生室解决，遇上大病就直接去县级和市级医院治疗，而区属卫生院两头不靠，处境尴尬。据2001年余杭区卫生局的评估测算显示，全区29家乡镇卫生院核定总资产8400万元，负债3355万元，其中半数以上的卫生院都处于资不抵债的状态。为此，余杭区卫生局决定引入市场机制，甩掉亏损包袱，将卫生院全部转制为民营化的股份制医院。

2003年，余杭区的卫生院以7584万元的代价，转让给系统内部人士经营。这次溢价出售，使卫生院的资产实际升值了50%。除去职工身份置换、退休人员剥离和住房补助的费用，余额由区、镇两级政府各自持有50%，并以此建立了农村卫生发展资金。改革的效应立竿见影，民营卫生院自主经营，自负盈亏，其成本低、体制活的优势发挥得淋漓尽致。博陆镇卫生院首创晚间接诊、周末无休的服务制度，其他卫生院纷纷效仿，业务量普遍得以上升。2004年，亏损的卫生院只剩两家。统计报表显示，29家卫生院的业务收入总额高达10102.6万元，相比2000年增长了54.5%。

然而市场并非万能，以营利为主导的卫生院，日益暴露出其缺陷和弊端。首先，卫生院的基础设施无法得到更新换代。卫生院追逐短期盈利的机制，院长们不情愿把利润投资于基础设施建设。余杭区卫生局当年的一项调查报告显示，有11家卫生院用房没有更新，80%的卫生院用房面积未达到浙江省规定的150平方米以上的标准，多数患者抱怨就医环境较差。其次，卫生院普遍存在重治疗而轻预防的现象。卫生院主要以业务收入来核定人员报酬，而预防、保健、康复、计划生育、健康教育等公共卫生工作，由于缺乏商业利益激励而被院方所忽视。如鸬鸟卫生院没有配备妇保医生；百丈镇卫生院辖区内1.1万人口，只有两个医生负责提供公共卫生服务。最后，卫生院商业化经营的最大问题则是助长了以药养医的风气。余杭区卫生局公布的数据显示，2000年到2004年，全区卫生院的门诊人次和业务收支结余分别增长了12.17%和303.3%，后者的增幅远远高于前者。由于卫生院几乎不能提供手术服务，住院病人数量极为有限，因此其业务收入的增加主要源于门诊开药，后果则是患者医疗费用大幅上涨。

所有这些，促使余杭区下了回购卫生院的决心。从2008年12月到2010年9月，余杭区斥资近3亿元，将29家民营股份制卫生院当中的28家回购。这些卫生院在重回政府怀抱之后，成为了财政全额拨款、收支两条线管理的社区卫生服务中心，并通过公开竞聘的方式重新确定管理层。余杭区以保障居民基本医疗和公共卫生为出发点，在硬件方面按"每万名服务人口配备13～15人、每床位增加0.7名编制"的省级标准核定编制，并投入4亿元用于社区卫生服务中心的基础设施改造，高标准配备彩色B超、心电图机、全自动生化仪等；在软件方面则承诺每年增加人均6000元的人员经费，并对本科及以上学历的专业人才给予补助。回购之后带给卫生院最大的变化是工作方式的改变，医生不用再像以往那样背负月度、季度和年度业绩考核任务，而是将主要精力投入为患者提供更好的基本医疗和公共卫生服务上来。毫无疑问，唯有政府保障投入，卫生院坚守公益性，才能提高患者对于基层医疗机构的信任，进而缓解群众看病难、看病贵的问题，使医疗改革真正走上惠民道路。

3.宿迁医院全面民营化。宿迁市拥有500万左右人口，地处江苏省北部。改革开放之后，该地经济发展落后，地方财政困难，对医疗、教育等社会事业投入不足。1999年底，宿迁市拥有卫生资产4.95亿元，卫技人员8332人，人均卫生资产和千人拥有卫技人员数在江苏省垫底。截至2000年底，全市乡镇卫生院总资产17058.6万元，负债总额为8316.7万元，资产负债率高达48.8%，床位使用率仅有20%。乡镇卫生院在职职工具有本科学历的仅有34人，占职工总数的0.6%；专科学历669人，占12.3%；初级和无职称人员占近90%。

面对窘迫的状况，宿迁市领导采取了超常规的发展模式。从1999年开始，宿迁市拉开了闻名全国的医改序幕。这一年，宿迁市改变乡镇"医防合一"的体制，确立"一乡两院"的体制，即在每个乡镇建立乡镇卫生院和乡镇医院。前者由政府主办，主要承担疾病预防控制等公共卫生职能；后者则由民资筹办，专司普通医疗服务职能。2000年，宿迁市人民政府出台《关于积极鼓励社会力量兴办卫生事业的意见》，正式开启了公立医疗机构民营化改制的历程。截至2004年，宿迁市基本完成辖区内的公立医院产权改革，全市134家公立医院中的133家完成民营化改制，包括124家乡镇卫生院和9家县级以上医院，形成了独资、合伙制、股份制、混合所有制等办医主体。至此，宿迁成了全国唯一一个几乎不存在公立医院的地级市，一时间宿迁模式轰动全国，被外界贴上"卖光""私有化"等标签。改制所得全部投入用于公共卫生防保体系建设。2005年左右，宿迁市疾病预防控制中心、传染病防治中心、血液采供中心、妇幼保健中心和公共卫生救护中心大楼基本建成，并形成了县、乡、村三级公共卫生配套网络。

2006年，两份来自中国最高学府关于宿迁医改针锋相对的调查报告，再次将这座新兴城市推向舆论的风口浪尖。一份是清华大学公共管理学院博士后魏凤春撰写的《宿迁医疗卫生体制改革考察报告》（以下简称"清华报告"），对宿迁医改给予高度评价，并主张在经济欠发达地区推广宿迁经验；另一份则是北京大学中国经济研究中心教授李玲执笔的《江苏省宿迁市医改调研报告》（以下简称"北大报告"），认为宿迁医改非但没有解决"看病贵"的问题，反而加重了老百姓的看病负担。清华报告的结论是，宿迁市对不同所有制医疗机构提供同等待遇，形成了医疗服务提供中的竞争机制，对于全国医疗卫生体制改革可资借鉴的经验主要有两点：一是必须区分政府在公共卫生和医疗服务两方面的职能定位，二是制定治疗服务标准和强化政府监管。与清华报告的结论截然相反，北大报告认为，宿迁医改思路在某些方面违背了社会和经济发展的客观规律，尤其是将全面市场化的改革手段用于已被理论和实践证明不可全盘市场化的医疗卫生领域，潜在的医疗卫生问题令人担忧。

宿迁以市场为导向的医改极大地释放了医疗卫生领域的发展活力，其医疗资源增幅长期处于苏北五市最高水平，也显著高于江苏省平均增幅。可以说，宿迁在没有政府财政投入的条件下，依靠完全民营化的医疗服务供给格局，有效解决了城乡居民"看病难"的问题。为了满足当地居民对优质医疗资源的渴望，宿迁市政府于2011年规划投资21亿元建立一所占地330亩、建筑面积26.5万平方米、设计床位2000张的三甲公立医院。这家医院被命名为宿迁市第一人民医院，于2013年开工建设，2015年投入运营。在"卖光"医院10年之后，宿迁市不惜花费巨资再次筹办公立医院，一定程度上改变了宿迁的医疗市场格局，同时也给宿迁医改革走向带来了某种微妙的变化。

推进公立医院产权制度改革，使之与社会主义市场经济体制相适应，进而激发公立医院发展活力，这是大势所趋。上节所举事例，也可说明各地的改革实践都是通过公立医院转制，改变政府办医的传统模式；引入社会资本，增加医疗供给资源，形成医疗市场的竞争格局；提高医务人员的积极性，改善医疗服务质量。然而，当初改革最为激进的杭州市余杭区和江苏省宿迁市在多年之后又在不同程度上走了回头路，在彻底卖掉公立医疗机构后又开始赎回或筹建公立医疗机构，产生这个问题的根源在于市场机制绝非万能，其作用的发挥终究无法跳出医疗卫生事业的发展规律。改制后，医院逐利性不仅并未得以消除，反而得到更大强化；过快放开医疗服务市场，导致大量不规范及恶性竞争行为产生；营利性较弱的公共卫生服务逐渐被弱化甚至边缘化；等等。所有这些问题，导致医疗服务、检查、手术和药品过度使用，医疗费用过快上涨，不仅使得老百姓看病更贵更难，而且还会危及老百姓的健康和生命。

因此，我们得出这样的结论，即公立医院产权制度改革不能陷入两个极端：一种是政府为主导，另一种则是市场化道路。政府要坚持把公益性写在医疗卫生事业的发展大旗上，正确处理政府与市场、基本与非基本的关系，摒弃彻底商业化和市场化的模式。政府义不容辞地承担基本医疗和公共卫生的责任，切身履行好领导、保障、监管的办医责任。同时，在非基本医疗卫生服务领域，允许、鼓励和引导社会资本增加服务供给、优化服务结构，充分发挥市场配置资源的高效作用。这样一来，逐步形成良性的医疗市场，最终确立两马拉车并驾齐驱的发展局面。唯有如此，医疗资源才会逐步优化，医疗成本才会逐步降低，老百姓看病难看病贵的问题才会逐步缓解。各地所推行的各种公立医院产权制度改革尝试，究竟成功与否，关键还是要看是否能够为当地患者提供更为有效、安全、便捷、价廉的医疗卫生服务；故一切医疗改革的成功，都应该以人民的健康福祉作为最终衡量标准。

第三章　化危机为转机

2002年秋天，全世界范围内，尤其是我国大陆地区遭遇到严重的非典型肺炎（Severe Acute Respiratory Syndrome，SARS，简称"非典"）疫情侵害。2002年11月16日至2003年7月14日，在不到一年的时间内，非典型肺炎从广东省佛山市开始，迅速蔓延至世界上20个国家和地区，导致一场严重公共卫生危机的爆发。据世界卫生组织统计，全球非典患者为8437人，死亡813人。其中，中国大陆患者为5327人，占患者总数的63.13%；死亡349人，占死亡总人数的42.9%。这场被称为"21世纪的黑死病"，波及我国26个省份，是中华人民共和国成立以来最严重的一次传染病疫情，给社会秩序和国民经济造成巨大的冲击和挑战。

2002年12月底，突如其来的非典型肺炎疫情，给我国社会带来极大恐慌，同时也暴露出我国公共卫生及应急管理体制存在严重的体制机制不健全、应急能力不足、政府保障不力等问题。2003年成为我国卫生事业发展历史的分水岭，党和政府以对人民健康高度负责任的态度，变危机为转机，努力开启以公共医疗服务为核心的医疗体系改革，努力探索中国特色卫生事业发展道路。非典危机之后，全国上下迅速建立起公共卫生安全和卫生应急体系，进而得以从容应对禽流感、三鹿奶粉、甲流等公共卫生事件。新型农村合作医疗制度在全国范围内加速推进，保障农民获得基本医疗保障，以缓解农民因病致贫、因病返贫等现象。在2008年发生的四川汶川大地震，党和政府领导人民抗灾防疫，确保大灾之后无大疫，构筑起牢固守护灾民生命的健康大堤。

第一节　抗击非典疫情

人类社会的发展，就是一部与各种疾病尤其是恶性传染病做斗争的历史。近代以来，随着工业化、城镇化进程的急剧加速，带来史无前例的环境破坏、资源浪费、食物污染、职业伤害等问题，导致全世界范围内突发公共卫生事件增加，给人类健康与生命安全带来极大的危害。1952年，伦敦发生烟雾事件，烟尘和二氧化硫的污染导致一万多人丧生。1957年和1968年，亚洲等地先后暴发流感疫情，致使150万人死亡。1988年，上海肝炎大流行，共有

310746人发病，31人死亡。

2002年12月22日，一名叫黄杏初的危重病人从河源市转入广州医学院第一附属医院。这名病人的病症十分奇怪：持续高烧、干咳，整个肺部布满阴影，使用任何医治肺炎的抗生素均无效果。两天后，河源市传来消息，救治过该病人的当地医院8名医务人员感染发病，症状与病人相同。2003年春节前，病毒即已扩散到省内多个城市包括省会广州市，随后病毒迅速扩散至河南、山西、北京等地。恐慌是一种比疾病传播速度更快的"病毒"，非典也给人们带来了前所未有的精神压力和心理负担。

4月20日下午，卫生部宣布，北京报告非典病例339例，一周后累计突破1000例，半月后累计突破2000例。

随后，党和政府以强大的行动力，扭转最初猝不及防的被动局面，显示出防止"天灾"变"人祸"的危机应对能力。4月23日，国务院召开常务会议，决定在国家安排20亿元国债资金的基础上再增加9亿元，用于中西部省、市、县三级疾病预防控制机构；取消五一长假，减少因人员流动而造成的疫情扩散，严防疫情由城市转向农村；5月9日，国务院紧急出台《突发公共卫生事件应急条例》，标志着我国把突发公共卫生事件纳入法制化轨道；全国各地严格进行自我保护、防止本地区疫情向外蔓延，开展一场抗击非典的"城市攻坚战"和"农村防御战"。

短短7天，北京市建成全国最大的非典诊治定点医院小汤山医院，1200名军队医护人员火速调往一线，"小汤山速度"成了这一时期惊人效率的代名词。从5月初开始，北京市疫情呈现回落，17日新报告病例首次降至19例，28日降至3例；6月2日，北京市疫情统计首次出现新收治直接确诊病例、疑似转确诊病例、死亡人数均为零的情况；6月24日，世界卫生组织解除了对北京的旅行警告，同时将北京从非典疫情名单中排除。

从全国防治非典指挥部成立，到世界卫生组织宣布"双解除"，仅仅用时两个月。至此，中国人民抗击非典疫情取得胜利。

在2003年春夏之季，"万众一心"的词语在各种媒体上频频出现，没有哪个词语比它更能准确形容中华民族此时此刻的精神面貌了。而抗击非典时期所涌现出的可歌可泣、感人至深的人和事，至今回想起来，仍令人感慨万千、回味不已。2004年，《政府工作报告》中说："在抗击非典斗争的艰难时刻，各级领导干部深入第一线，全国人民万众一心，社会各界同舟共济，广大医务工作者临危不惧，中华民族经受住了严峻的考验。"

2003年上半年，钟南山成了一个中国人家喻户晓的名字。在非典恶魔肆虐广东最为疯狂的时刻，中国工程院院士、广州呼吸疾病研究所所长钟南山向广东省卫生厅主动请缨："请把最严重的非典病人往我们这里送！"在非典猖獗扩散的非常时期，钟南山带领他的团队始终站在救死扶伤的第一线，勇敢奔赴各类疫区进行各类救援，积极开展与国际组织的合作交流。2003年6月，广东省举行"抗击非典表彰先进大会"，钟南山被授予唯一的特等功；同时，他还荣获了2003年全国五一劳动奖章和中国医学基金会华源医德风范奖。

据统计，2002年至2003年，全国共确诊非典病例5327例，死亡349例。战斗在一线的医护人员是这次非典疫情的最大牺牲者——占死亡总数的1/3。他们在国家和民族危难之际毅然决然地冲了上去，用血肉之躯为全国人民搭建起抵挡非典入侵最为坚固和牢靠的屏障。

第二节 亡羊补牢 未为迟也

计划经济时期，在卫生部的统一领导下，我国组建了包括卫生防疫、地方病控制、妇幼保健、国境卫生检验检疫等多部分组成的、基本完整的公共卫生体系，其经费来源于政府财政投入和集体经济补贴。这套公共卫生体系的正常运行，使得常见传染病得到了较好的控制，总体上处于低发水平。鼠疫、霍乱、天花等烈性传染病被完全或基本消灭，白喉、麻疹、脊髓灰质炎、流行性斑疹伤寒、血吸虫病等多种传染病和寄生虫病得到有效控制，克山病、大骨节病、地方性甲状腺肿等地方病的发病率降至较低水平。

20世纪90年代以来，随着社会主义市场经济体制的确立，计划经济开始全面向市场经济转轨，医疗卫生事业也逐渐被彻底推向市场。政府预算中卫生总费用的比重持续呈下降趋势，各级公共卫生机构常年得不到政府足额拨款，农村疾病预防体系的"网底"几近崩溃。非典危机暴露出我国现有的应急机制以及公共卫生体系建设的滞后与脆弱。这种滞后与脆弱不是某一个环节或局部的，而是全局性的、系统性的，从危机中主要有以下四个层次反思。

1.认识缺位——公共卫生发展滞后于经济发展。改革开放以来，我国的发展战略集中于追求经济数量的增长，而相对忽略了社会的全面进步，尤其是卫生事业的发展。卫生事业是社会发展的重要内容，社会发展的滞后，其结果势必对经济发展和社会稳定带来一些隐患，影响国民经济健康、持续发展。从世界经济发展史来看，健康与经济发展的关系非常明确，健康和教育是经济发展的基石，世界上不少经济奇迹的取得都是以健康为基础的。世界经济史上一些巨大腾飞，如工业革命时期英国经济的崛起，20世纪早期美国、日本经济的增长，五六十年代南欧和东亚经济的发展，都是以公共卫生、疾病控制和改善营养等方面的重大突破为后盾。世界银行专家测算，过去40年，世界经济增长的8%～10%归因于健康。相反，在一些经济不发达的国家和地区，疾病流行、早逝和长期丧失劳动能力造成的巨大经济损失严重制约了这些国家和地区的经济和社会发展。这次非典危机带来的经济损失是显而易见的。北京大学估计，非典疫情所导致的经济是损失约2000亿元，经济增长将比预期降低1个百分点。

2.职能缺位——政府公共卫生职责不清晰。非典危机带给我们的反思，不仅仅是公共卫生体系的问题，也不单纯是对公共卫生体系建设的投入问题。从本质上讲，是我国在经济体制转轨过程中，政府在公共管理职能上的明显缺位。即传统的政府直接干预经济的职能还处在一个全面退出的过程之中，新的与市场机制配套的政府处理公共事务的职能还在摸索、建设和完善之中。目前，我国卫生工作中政府职能存在严重的错位、越位和缺位。一方面，各级政府举办了大量医疗机构，投入了不少的资金，而医疗机构由于缺乏竞争，效率低下，人民群众不满意；另一方面，对于疾病预防控制和执法监管投入较少，无力应对一些突发公共卫生事件。同时，部门间有效的协调机制没有建立。计划经济条件下所形成的利益格局还没有被打破，一些深层次矛盾和问题还没有解决，甚至出现新矛盾。卫生体制处于卫生、劳保、计生、教育、质检和药监等部门分割状态，政出多门，难免相互掣肘，难以形成持久的合力。

3.体制缺位——公共卫生体系建设和应急机制发展滞后。面对全球化进程和现代传染病的威胁，我国现行卫生体制存在预防与医疗服务相互脱离、卫生资源分散的严重问题，难以实现"预防为主"的卫生战略，更难以及时有效地应对突如其来的重大公共卫生事件。在非典疫情暴发初期，信息渠道不畅通，应对行动迟缓，没有及时将疫情控制在萌芽期，缺乏居安思危的危机意识和完善的突发事件应急处理机制。一旦突发事件发生，则会造成巨大的社会经济损失。缺乏应对突发公共卫生事件的能力。不论是在机构建设、设施装备、人才培养、药品储备等各个方面，没有危机管理意识、预案和准备。疫情暴发流行后，临时组织，仓促应战，被动应对。不能及时建立统一协调的指挥机构，在救治队伍组织与管理和后勤保障方面暴露出诸多问题，在暴发很久后才做出反应，延误战机。

4.投入缺位——政府公共卫生支出的安排不足。长期以来，我国经济发展中GDP和公共财政收入的增长均居世界前列，但从世界卫生组织2000年对其191个成员国卫生系统做出的调查来看，我国的健康投入，特别是人均健康投入在世界排名第185位，非洲最贫穷的一些国家人均卫生支出水平都要比中国高出一倍。政府投入主渠道弱化，卫生事业费占财政支出的比例呈逐年直线下降趋势："六五"期间为3.10%，"七五"期间为2.53%，

"八五"期间为2.37%，"九五"期间为1.98%，2001年仅为1.66%。另外，卫生事业费内部投入上仍存在重治轻防、重城市轻农村的倾向。公共卫生项目资金不足，基础设施薄弱，工作人员工资水平低，训练有素的工作人员人数不足。2002年后城镇仅有1亿人参加了医疗保险，农村有合作医疗的人群也不足10%，也就是说我国大部分人口没有社会医疗保障。在农村，尤其是贫困和弱势人群，很难有足够的支付能力得到医疗救治，这种情况也加剧了非典和其他传染病的传播。

突如其来的这场非典疫情，击中了中国社会生活的软肋，也使缺位已久的公共卫生体系建设重返公众视野。尽管汹汹疫情造成的社会震荡和民众心理恐慌已趋于平复，但当年的惨痛教训和烙印仍深植于民众的记忆深处，也体现在政府卫生政策的重构之间。从那以后，不断提速的中国经济列车开始修正运行轨迹，强调均衡发展的理念逐步深入人心，毕竟经济总量并不是社会生活的全部内容。生命的代价和财产的损失，是伤痛带给我们的苦涩记忆。但正如温家宝总理所说，一个民族在灾难中失去的，必将在进步中获得补偿。2003年，全国人民共同努力"送走"了非典，值得庆幸的是，非典却把我国的公共卫生建设"送上"了快车道。10多年来，中国公共卫生体系在机构建设、设备配置以及人员素质上都取得了质的飞跃，对各种传染病的监测和应对能力显著提升。

首先，政府对公共卫生事业的投入呈几何级数增长。SARS疫情的流行，击中了中国医疗卫生的软肋，老化的医疗服务对突发的医疗危机应对不足，对于烈性传染病的防控缺乏技术和经验。种种问题集中到一点就是公共医疗投入严重不足。从具体数据来看改革开放初期，政府预算支出占卫生总费用的比重为36%，本来就不高；到1990年，下降到25%；到2000年，下降到14.9%。这意味着，在20年时间里，政府预算卫生支出比重平均以每年1个百分点的速度下降。突然的危机总是可以度过，但是历史的欠债总是要还的。2003年，各级政府在公共卫生事业上投入1116.9亿元，直到2006年，每年增加100%，卫生投入从以往"重治疗"开始转向"重预防"。同时，全社会的公共医疗救助也开始兴起，国际交流问题被高度重视起来。

其次，公共卫生立法加快了进程。国务院于2003年5月颁布《突发公共卫生事件应急条例》，以法律形式明确了我国应对突发公共卫生事件应当遵循的方针和原则，明确规定了各级政府、有关部门、医疗卫生机构、社会公众在应对突发公共卫生事件中的权利、责任和义务。为了预防和减少突发事件的发生，控制、减轻和消除突发事件引起的严重社会危害，规范突发事件应对活动，2004年8月全国人大常委会修订了《中华人民共和国传染病防治法》。2005年，国务院制定了《国家突发公共事件总体应急预案》，明确了我国"分类管理、分级负责、条块结合、属地管理"为主的应急管理体制建设目标，促进了"统一指挥、反应灵敏、运转高效"应急机制的形成。2007年8月，全国人大常委会通过了《中华人民共和国突发事件应对法》。此外，卫生部制定了《国家突发公共卫生事件应急预案》《国家突发公共卫生事件医疗卫生救援应急预案》，并由国务院办公厅颁布实施。卫生部还针对一些突出的公共卫生问题，制定了《人感染高致病性禽流感应急预案》《卫生部应对流感大流行准备计划与应急预案》《卫生部核事故和放射事故应急预案》《国家鼠疫控制应急预案》等专项预案。这些法律法规在传染病防治中的作用日益显现，为公共卫生和应急处理系统的构建与实施提供制度性保障。

再次，突出公共卫生事件应急指挥及协调机制初步建立。按照国务院统一部署，2004年3月，卫生部增设了卫生应急办公室（突发公共卫生事件应急指挥中心），负责突发公共卫生事件应急准备和应急处理等方面的组织协调工作。全国31个省（自治区、直辖市）卫生部门成立应急办公室；中国疾病预防控制中心和省级疾病预防控制中心也成立了专门的应急处置部门。由政府领导、统一指挥、分级负责、分类处理、部门协调的突发公共卫生事件应急指挥体系和应急组织管理网络已建成。为有效加强政府各部门间突发公共卫生事件的信息沟通和措施联动，卫生部与31个中央、国家有关部门建立了突发卫生事件应急协调机制，包括：与农业部建立防控人禽流感、人畜共患疾病联防联控协调机制；与国家质检总局建立口岸突发公共卫生事件联防联控协调机制；与中国气象局共同组织制定《群体性高温中暑应急预案》，并建立共同应对不良气象条件引发的公共卫生事件合作机制；组织北京、天津、河北等7省（自治区、直辖市）建立鼠疫联防机制。部门协调机制促进了互通信息、共享资源、技术互补、联合防控，提高了应对突发公共卫生事件的能力。

最后，政府重大信息披露与通报机制建设取得重大进展。非典处置前期政府在信息发布方面的表现饱受质疑，卫生部部长和北京市市长为此丢官卸职。此后，为及时向社会通报和公布各地传染病疫情和突发公共卫生事件信息，满足公众的知情需求，有效控制传染病疫情，自2004年1月开始，卫生部定期向社会发布全国传染病疫情。2006年，卫生部制定了《法定传染病疫情和突发公共卫生事件信息发布方案》。该方案规定卫生部以定期和不定期的方式，发布法定传染病疫情和突发公共卫生事件的信息，遇有重大和特别重大突发公共卫生事件并启动应急处理预案后，卫生部应及时向社会公布有关情况及预防和控制措施，并在政府网站和政府公报上公布。此外，我国还建立统一的国家公共卫生信息系统平台，以及以国务院、省、地市、县四级疾病预防控制机构为主体，农村乡（镇）卫生院、村卫生室、各级各类医疗卫生机构和城市社区卫生服务组织共同构建的疾病预防控制工作体系，使100%的疾病预防控制机构、98%的县级以上医疗机构和87%的乡（镇）卫生院实现了传染病疫情与突发公共卫生事件的网络直报。

　　2003年SARS以后，中国又经历了禽流感、三鹿奶粉和甲型H1N1流感等公共卫生突发事件。中国疾病防控从疲于应付到从容应对，从被动迎战到主动出击，从各自为政到多方联动，覆盖全国的疾病防控、传染病救治体系已经形成。暴发于2004年初的禽流感疫情，从某种意义上来说，比SARS防控难度更大。从人禽流感病例发生后，卫生部制定并发布了一系列包括《人感染高致病性禽流感应急预案》《应对流感大流行准备计划与应急预案》在内的相关预案与技术方案，并与世界卫生组织驻北京代表处形成定期例会制度，有效遏制了疫情的大规模传播。2008年三鹿牌婴幼儿奶粉事件发生后，国家启动了重大食品安全事故一级应急响应，卫生部门及时组织开展婴幼儿免费筛查诊断和患儿医疗救治工作，并与有关部门一起做好三鹿牌婴幼儿奶粉事件应急处置工作，查清事故原因。2009

年，世界卫生组织公布了甲型H1N1流感暴发的消息后，卫生部当即做出反应，严格开展疫情监测，密切关注疫情动态。新华社报道称，甲型H1N1流感疫情发生后，国家将原来的流感监测网络由197家哨点医院扩大到556家，网络实验室由63家扩大到441家，每周检测样本1万余份，同时及时发布疫情进展情况。这一系列及时有效的防治措施，让中国人彻底打消了当年面对非典时的极端焦虑情绪，以平和从容的心态应对甲流。可以说，甲型H1N1流感在中国并未引发太大恐慌，在很大程度上得益于及时而全面的信息公开制度，以及中国政府快速的应急预警和处理机制。

在2012年卫生部的例行新闻发布会上，卫生部新闻发言人表示，经过近10年发展，中国初步建立了中央、省、地三级突发公共卫生事件信息决策指挥系统，组建了卫生部突发事件卫生应急专家咨询委员会和4大类27支国家级卫生应急队伍；建立了卫生应急组织协调、决策评估、信息报告、监测预警等工作机制，制定了流感大流行、鼠疫、自然灾害、核辐射事故等突发事件卫生应急预案。以2003年为契机，我国公共卫生体系建设取得突飞猛进的发展，新的公共卫生服务格局已经形成。今天回想起来，这或许就是那场来势汹汹的非典疫情所留给我们的最大财富。

第三节 "重振合作医疗的雄风"

在农村合作医疗制度退出历史舞台20多年后，2002年10月，国务院下发文件，提出2010年在农村建立与经济社会发展水平相适应的农村合作医疗制度，让每一位农民都能享受到医疗保障。2003年初的SARS疫情，使人们第一次感受到公共卫生事件对社会的严重冲击，由此成为中国卫生事业发展的重要转折点，也把重建农村合作医疗制度送上了快车道。同年，国务院转发了由卫生部、财政部、农业部联合下发的《关于建立新型农村合作医疗制度的意见》，要求逐步建立以政府组织领导，农民自愿参加，政府、集体、个人多方筹资，以大病统筹为主要内容的新型农村合作医疗制度。追根溯源，农村合作医疗制度可追溯到抗日战争时期陕甘宁边区，新中国成立之后被推广至绝大多数农村地区，之后随着集体经济的瓦解走向没落，直至后来又被恢复和发展。农村合作医疗制度的历史进程犹如一曲跌宕起伏的歌，时而高歌猛进，时而曲折连环，耐人寻味。

早在抗日战争时期，陕甘宁边区政府建立了保健药社，后来在大生产运动中建立了民办公助性质的医疗合作社。1946年，农村医疗合作社发展到了43家，在当时较好地解决了缺医少药、流行病传播等问题，为稳定社会秩序、推动战局发展发挥了重要作用。

新中国成立后，党和政府高度重视与农民切身利益息息相关的农村医疗卫生事业的发展。1951年4月，卫生部颁布《关于调整医药卫生事业中公私关系的规定》，强调各级卫生行政机关应该鼓励和帮助私营医疗卫生机构与合作经营卫生医疗机构的发展，以缓解社会缺医少药的现实矛盾。20世纪50年代中期，伴随着农业合作化的高潮，一些地方开始自发试行农村合作医疗制度。山西、河南、河北等地的农民群众自发集资创办了具有公益性质的保健站和医疗站。在此之后，越来越多的地方出现以集体经济为基础，与个人交费相结合，互助互济的集体保健医疗站或合作医疗站，具有保险性质的合作医疗制度逐渐登上历史舞台，被更多的人所熟悉和接受。1959年11月，卫生部在山西省稷山县召开全国农村卫生工作会议，肯定了农村合作医疗制度。此后，这一制度在广大农村得以全面推广。在1959年至1962年，虽然我国因为严重自然灾害而面临经济困难问题，但是我国的合作医疗制度的覆盖率提升到50%。1965年，毛泽东发出"六二六"指示，号召"把医疗卫生工作的重点放到农村去"，同时也强调以"预防为主"的方针，并把"重治轻防还是预防为主"提高到"为少数人服务还是为广大人民服务"两条路线斗争的高度。"六二六"指示掀起城市医疗队下乡的高潮，有力地推动了农村卫生医疗保障事业的进展。1968年，毛泽东批示了湖北省长阳县乐园公社办合作医疗的经验，批示"合作医疗好"，极大地推动了农村合作医疗制度的普及。1975年，中国农村合作医疗制度的覆盖率曾达到全国行政村（生产大队）的84.6%[1]，70年代末甚至超过90%[2]。1978年3月，全国人大五届一次会议通过决议，对《宪法》第50条中"群众卫生事业"变更为"公费医疗和合作医疗等事业"，使得农村合作医疗制度有了根本大法的支持；1979年，卫生部、财政部、农业部在总结我国农村合作医疗制度20多年发展经验的基础上，联合发布《农村合作医疗章程（试行草案）》，对农村合作医疗制度进一步明确化和规范化。

计划经济时期，我国在经济发展水平相当落后的情况下，建立了覆盖绝大多数农村地区和人口的合作医疗制度。这是一种低成本、广覆盖、充分体现社会主义制度优越性和公平性的保险形式，在相当长的时间内解决了绝大多数农民的基本健康问题。农村合作医疗制度是在我国农业集体化进程背景下进行的，以公社为组织单位，由公社卫生院组织本公社所辖大队举办，并交公社卫生院负责管

---

[1] The World Bank, China: The Health Sector, Washington, D.C.,1984,p.155.

[2] 蔡仁华主编：《中国医疗保障制度改革实用全书》，中国人事出版社1998年版。

理；其组织方式各地差异较大，有合医不合药、合药不合医、合医又合药等形式。合作医疗站（卫生室）的经费来源主要有农民的自愿交费、大队公益金按人头的补贴以及业务收入（主要是药品利润）；而医务人员的报酬则是通过记工分（比社员略高）另加少量现金补贴来解决的，杜绝了合作医疗过程中激励机制的出现。农民在大队合作医疗站看病，只需交少量费用，有时甚至免费，具有明显的福利性质；转诊到卫生院或更高级别的医院，则报销的比例会相应降低。此外，国家有计划地对药品价格实行控制，并低价供应给农村，使农村药品价格长期维持在最低水平。计划经济时期的农村合作医疗制度使极为有限的医疗卫生资源得到较为合理的利用，使广大居民尤其是农村居民无须支付高额费用就可享受到基本医疗卫生服务，当时被世界卫生组织赞誉为"低收入发展中国家举世无双的成就"。

"文革"结束后，农村合作医疗制度曾一度被当作极左路线的产物，失去了政策上的支持。集体经济是合作医疗资金筹集的主要来源，因而集体经济的解体是合作医疗制度崩溃的直接原因。与此同时，与家庭联产承包责任制改革同步推行的财政体制和行政管理体制改革同样对合作医疗的变化产生了不可估量的影响。1980年后，国家推行"划分收支，分级包干"的财政体制改革，1984年随着乡级财政的设立，各地陆续把乡镇卫生院的管理权限由县卫生局下放至乡镇政府。乡镇卫生院的财政补助大幅减少，逐渐转变为自主经营、自负盈亏的独立经济实体，一些效益差、人员少的卫生院陷入经营危机。而家庭联产承包责任制的推行，大批农村卫生室承包给乡村医生经营，成了个体经营医疗点，合作医疗赖以存在的组织基础随之瓦解。此外，计划经济时期，各级党政机关把推行合作医疗制度当作一项政治任务，自上而下强力推行；而到了改革开放时期，这种行政强制力被大幅削弱，以前靠行政命令建立起来的合作医疗自然也就走向消亡。根据1985年全国农村卫生服务调查显示，全国实行合作医疗的行政村比例由过去的90%以上骤降至5%[①]。到20世纪90年代初，除了上海、浙江、江苏等发达省份的农村地区继续实行合作医疗制度外，其他地方的合作医疗制度已基本消亡。

　　20世纪80年代，政府对合作医疗的态度基本上是放任自流的，没有下发过一份文件。农民的医疗保障也由之前的集体保障，转变为依靠土地的自我保障。在这种情况下，公共卫生状况开始局部恶化，肝炎、肺结核、血吸虫病等传染病和一些地方病在农村地区尤其是贫困山区死灰复燃，对人民健康造成了极大威胁。此外，进

---

　　① 蔡仁华主编：《中国医疗保障制度改革实用全书》，中国人事出版社1998年版。

入80年代后，我国居民核心健康指标改善缓慢。中国的平均寿命从新中国成立时的35岁上升至2001年的71.8岁，中国的婴儿死亡率也从新中国成立时的200‰下降至2000年的28.4‰，处于发展中国家的前列，达到了中等收入国家的平均水平。然而，这些辉煌的成就主要是80年代以前取得的，在此之后这两项指标的进步速度与世界上其他国家相比是非常缓慢的。这是全国的整体状况，农村状况只会更差。再者，由于丧失了医疗保障，农村地区因病致贫、因病返贫的现象层出不穷。合作医疗全面解体后，农民又回到了"谁看病，谁付钱"的完全自费医疗状态，而随着国家放开药品市场以及大量卫生院走向私有化，药品和诊疗费用迅速上升，农民就医负担水涨船高。"小病拖、大病扛、重病等着见阎王"是那个时期农民看病状况的真实写照，很多农村家庭陷入了"贫困—疾病—贫困"的恶性循环。

随着合作医疗的瓦解和医疗卫生领域的市场化改革，农民的健康保障问题日益凸显，直接关乎农村经济发展乃至全局社会稳定。自20世纪80年代中期以来，一些地方自发恢复和重建合作医疗制度。进入90年代，中央政府开始意识到问题的严重性，多次发文要求加强农村医疗卫生工作，"完善和发展合作医疗制度"，并多次进行调研和试点工作。1991年，国务院批转了卫生部等部门《关于改革和加强农村医疗卫生工作请示的通知》，指出要"稳步推行合作医疗保健制度，为实现人人享有卫生保健提供社会保障"。1993年，党的十四届三中全会通过《中共中央关于建立社会主义市场经济体制若干问题的决定》，提出"发展和完善农村合作医疗制度"。1994年，国务院研究室、卫生部、农业部与世界卫生组织合作，在全国7个省14个县（市）开展"中国农村合作医疗制度改革"试点及跟踪研究工作。1996年，全国卫生工作会议上提出"加强农村卫生工作，关键是发展和完善农村合作医疗制度"。1997年，中共中央、国务院在《关于卫生改革与发展的决定》中，更加完整地提出要"积极稳妥发展和完善合作医疗制度"。1998年，十五届三中全会通过《中共中央关于农业和农村工作若干重大问题的决定》，强调要"完善农村医疗卫生设施，稳步发展合作医疗，提高农民健康水平"。然而，由于各方认识不到位和各地区经济发展水平的限制，除了部分试点地区和城市郊区，农村合作医疗恢复与重建的高潮并未到来，绝大多数农民还是没有被纳入医疗保障的范围。1998年，卫生部进行的"第二次国家卫生服务调查"显示，全国农村居民中得到某种程度医疗保障的人只有12.6%，其中合作医疗的比重仅为6.5%。

2002年10月，国务院下发《关于进一步加强农村卫生工作的决定》，规划了21世纪我国农村卫生工作的目标和方向，提出2010年在农村建立与经济社会发展水平相适应的农村合作医疗制度，让每一位农民都能享受到医疗保障。2002年12月，九届人大第31次会议审议通过《中华人民共和国农业法（修订草案）》，规定"国家鼓励、支持农民巩固和发展农村合作医疗和其他医疗保障形式，提高农民健康水平"，将农村合作医疗制度建设提升至法律的高度。2003年1月，国务院办公厅转发了卫生部、财政部、农业部制定的《关于建立新型农村合作医疗制度的意见》，要求从当年起逐步建立以政府组织领导、农民自愿参加，政府、集体、个人多方筹资，以大病统筹为主要内容的新型农村合作医疗制度，提高农村居民的整体健康水平；并要求每个省份至少选择2~3个县（市）作为试点地区，取得经验之后再推广，2010年实现基本覆盖农村居民的目标。这份文件首次将新型农村合作医疗制度从农村卫生工作中分离出来，首次系统提出新型农村合作医疗制度的定义、原则及管理方式，并明确未来7年的发展目标。同年春天，突如其来的非典疫情给中国社会带来强烈震撼。虽然非典疫情的主要暴发地在城市，但当时全社会最为担心的是非典病毒在农村地区的传播。对此，胡锦涛总书记强调建设覆盖城乡居民的基本卫生保健制度，"各级政府要把医疗卫生事业发展列入经济社会发展规划，确定发展目标和重点，并采取切实有效的措施保证规划的落实"，新农合参合率成为各级政府考核的指标之一。2006

年，卫生部、财政部等7部委联合下发《关于加快推进新型农业合作医疗试点工作的通知》，对农村合作医疗的覆盖面和中央、地方财政的支持力度提出了新的要求。2007年是新型农村合作医疗制度全面推进的一年，国家规定了统筹补偿模式（大病统筹加门诊家庭账户、住院统筹加门诊统筹和大病统筹等三种模式）以及具体补偿方案（包括起付线、封顶线、补偿比例和补偿范围等）。2008年，卫生部颁布《关于规范新型农村合作医疗第二次补偿的指导意见》，提出了二次补偿的定义、条件、原则和对象，明确我国基本医疗保险包括城镇职工基本医疗保险、城镇居民医疗保险和新型农村合作医疗三部分。

与传统的合作医疗相比，新型农村合作医疗制度在组织形式、筹资机制、保障范围、统筹层次、基金监管等方面，都有较大的创新性和优越性。新型农村合作医疗制度一般以县（市）为单位进行统筹，条件不具备的地方，起步伊始可采取以乡（镇）为单位进行统筹，待时机成熟后再向县（市）统筹过渡；实行个人缴费、集体资助和政府扶持相结合的方式，农民每人每年的缴费标准不低于10元，经济发达的地区可适当提高保障标准；由农村合作医疗管理委员会及其经办机构具体负责，并建立健全各种规章制度，管理委员会定期对农村合作医疗基金的收支、使用情况进行监督检查。自实施以来，在党中央和国务院的高度重视下，新型农村合作医疗制度的覆盖率得以飞速增长，在不到10年的时间里基本实行全覆盖，得到社会各界的广泛认可和高度肯定。截至2008年底，全国已有2729个县建立了新型农村合作医疗制度，参合农民8.15亿人，参合率达91.5%；同上一年相比，增加了278个县和0.89亿参合农民，参合率上升了5.3%。2008年新型农村医疗合作制度筹资总额为785亿元，人均96.3元，支出662亿元，补偿支出受益5.85亿次[①]。

以福建省尤溪县为例，不难看出新型农村合作医疗带给农民的方便与实惠。2007年，福建省委、省政府将"全面实行新型农村合作医疗"纳入为民办事项目，深受当地广大农民的欢迎。尤溪县台溪乡园兜村68岁的村民陈山美缴费10元，参加了合作医疗。"其实那时候我们也不清楚新农合是干什么的，只是觉得10元钱不多，比买商业保险划算。"陈山美日后回忆说，这样连续缴费至2010年，她被查出患有双肾衰竭伴心脏病、糖尿病。"当时马上就送三明第一医院治疗了"，陈山美的儿子林永华说，"可是离家远，我们三个兄弟轮流过去照顾既误工又花钱，吃不消。后来，新农合管理中心的工作人员建议我们转回尤溪治疗，一是方便照顾，二是报销比例更高"。后来，陈山美转回尤溪县中医院治疗。她的"个人特殊门诊补偿信息

① 2008年度我国卫生事业发展统计公报。

列表"显示，2010年12月她在三明市第一医院治疗时，医疗费总额是7353.86元，其中保内费用6296.39元，实际补偿1958.74元；而2011年12月她在尤溪县中医院治疗时，医疗费总额是10382.77元，其中保内费用8425.15元，实际补偿5055.09元。前者报销的比例仅为31.1%，而后者报销的比例高达60%。

随着信息化技术的快速发展，尤溪县村卫生室逐渐实现即时结算。2012年10月25日，尤溪县坂面乡山面村卫生所，村医徐德权正忙着看诊。"请把你的医保卡给我"，他拿过村民李红的医保卡，仔细比照李红本人和卡片上的照片。随后，他刷了一下卡，确认李红参加了本年度的合作医疗，便拿起新农合门诊处方笺，在上面写上李红的病情和开出的药品。在李红到隔壁诊室输液的时候，徐德权在电脑上将李红处方上的药品一一输入新农合结算系统。"我每输入一种药，系统就立刻显示该药是否属于新农合目录用药。如果是，系统会立刻扣除这项药的费用。"徐德权说，"另外，系统还会显示这次看诊的总费用，以及新农合报销范围内的费用。一会儿输完液，我这边也就帮她结算完了。"李红也说："以前每次看完病，都要再去一趟乡镇卫生院新农合管理中心结算，但是自从村卫生室实现即时结算以来，就省事多了。"村民对这种看完病立刻结算的做法赞不绝口。

第四节　大灾之后无大疫

自古以来就有"大灾之后必有大疫"的说法，在特定的条件下有其内在必然性，这是古今中外的历史教训。每次灾难中直接死于灾难的并不是非常严重，而更多的人则死于灾后各种疫情的传播和流行。大灾之后形成大疫的主要原因有：（1）自然灾害会造成居民各种机械力损伤（如挫伤、骨折等）、溺水、窒息、烧伤、中毒及触电等；（2）灾区居民生活设施受到破坏，使人失去能遮风挡雨的住处，很容易发生传染病，且易使旧病复发，加重慢性病；（3）原来的医疗卫生设施遭受巨大破坏，粪便、污物污染了饮用水，死禽、死畜、死尸使蚊虫大量繁殖，生存环境恶化，易造成多种传染病尤其是肠道性传染病流行；（4）食物缺乏，缺少加热条件，生吃发霉变质的食物，也是灾后疫情流行的主要原因之一；（5）在经历过自然灾难之后，人们的肌体免疫力严重下降，内心处于极度紧张焦虑的状态，造成变态心理或精神创伤。

1998年，中国预防医学科学院提出"大灾之后无大疫"的3条标准：灾后因传染病死亡的人数要远远低于直接因灾害死亡的人数；没有重大传染病特别是烈性传染病的流行；没有因为传染病流行而影响救灾工作人员和灾区人民的日常生活和工作。在震惊中外的1998年特大洪灾和2008年汶川大地震中，党和政府高度重视医疗保障、卫生防疫和卫生监督工作，灾害期间重点传染病疫情平稳，未报告与灾害相关的突发公共卫生事件，构筑起牢固守护广大灾民的生命健康大堤。

（一）1998年特大洪灾。1998年，厄尔尼诺现象和拉尼娜现象大发淫威，世界范围内天灾不断。在我国，入汛以来，长江流域降雨频繁、强度大、覆盖范围广、持续时间长，继1954年以来又一次暴发全流域性大洪水，先后出现8次洪峰。嫩江、松花江发生150年来最严重的全流域特大洪水，先后出现3次洪峰。珠江流域的西江和福建闽江也一度发生大洪水。

面对百年一遇的罕见洪灾，中国人民在党中央、国务院的坚强领导下，众志成城，团结奋战，绘制了一幅气势雄伟的抗洪救灾画卷。抗洪前线，百万军民以血肉之躯筑起了牢不可破的钢铁长城，人民子弟兵纷纷立下"生死状"，将鲜艳的"八一"军旗飘扬在任何一处有险情的地方；抗洪后方也掀起"一方有难八方支援"的爱国主义热潮，将支援灾区作为首要任务，舍小家顾大家，为灾区捐款捐物。中央领导同志也先后到达抗洪前线，慰问抗洪军民，发出战胜洪水的号召。到了9月份，经过两个多月的顽强拼搏，广大军民战胜了一次又一次洪峰，成功地保住

了大江大河大湖干堤的安全，保住了重要城市的安全，保
住了重要铁路干线的安全。从全局上看，全国抗洪抢险斗
争取得了决定性的伟大胜利。

鉴于大灾之后必有大疫的沉重历史教训，党中央、国
务院高度重视灾后防疫工作，要求"尽快恢复和发展生
产，并全力搞好卫生防疫工作，确保大灾之后不出现大
疫，是取得抗灾工作最后胜利的关键"。

随着抗洪斗争取得决定性胜利，抗洪斗争的工作重点
已转移到救灾防病上来。在这场与罕见大洪水殊死搏斗的
过程中，广大医务工作者，特别是受灾地区的医药界干
部、职工，同抗洪军民一道，顽强奋战了几十个昼夜。为
保证灾区人民的生命健康，为夺取抗洪抢险的全面胜利，
做出了不可磨灭的巨大贡献。卫生部门以灾区为重点地
区，以抗洪军民和灾区群众为重点人群，以洪涝灾害容易
导致流行的鼠疫、霍乱、甲型肝炎等为重点疾病，有针对
性地开展防治工作。组织人员对疫情多发区和重灾区严防
死守，加强疫区消毒、杀虫等方面的工作。同时，有条不
紊地进行爱国卫生运动，提高灾区群众健康意识。提供无
污染的饮用水和食品，使灾区群众吃上干净饭、喝上干净
水，防止病从口入、水源性和食源性疾病。发动灾区群众
全面清理环境，清除污水坑、洼，清理垃圾，美化环境。
利用各种宣传手段和人民群众喜闻乐见的方式，把卫生保

健知识送到了千家万户，提高灾民自我防范疾病的意识和能力。

在抗洪抢险的两个多月中，有效预防和控制了灾期和灾后传染病的发生与传播，灾区未发生疾病流行的事件，也未发生大规模因创伤、中暑和疫病死亡的事件，为日后灾区做好恢复生产、重建家园工作奠定了坚实的基础。

（二）2008年四川汶川大地震。2008年5月12日，四川省汶川县发生8级特大地震，共造成69227人死亡，374643人受伤，17923人失踪，直接经济损失8452亿元人民币，是唐山大地震后伤亡最严重的一次地震，也是中华人民共和国成立以来破坏力最大、波及范围最广、救灾难度最大的地震。在这场波澜壮阔的抗震救灾运动中，严防灾区疫病流行，确保大灾之后无大疫，是贯穿抗震救灾过程的一项重要任务，也是抗震救灾必须实现的一个重要目标。

地震发生后，中央财政拨付抗震救灾医疗救治和卫生防疫专项资金10.02亿元，紧急调集救护、防疫和监督车辆1648台，调拨血液244.57万毫升，代血浆3万袋（500毫升/袋），消杀药品2869吨，疫苗214.7万人份，食品和水质快速检测设备3.3万台，为全面开展抗震医疗卫生防疫工作提供了重要保障。国务院抗震救灾总指挥部紧急成立了由卫生部牵头的卫生防疫组。在国务院抗震救灾总指挥部的统一部署下，建立了会商、信息通报、措施联动等运行机制，同时发挥军地协同优势，统筹调配军地队伍和应急物资。卫生、军队、武警、公安等部门迅速派遣9万多名医务人员从四面八方奔赴灾区开展伤员医疗抢救工作。军地医疗队采取空降等方式，迅速进入重灾区县和道路被毁坏的乡镇，为在"黄金时间"内尽快开展伤员救治赢得先机。军地联合在重灾区建立定点医院、野战医院，采取定点和巡回医疗相结合的方式，争分夺秒、夜以继日抢救受伤人员。为缓解受灾地区医疗救治工作的压力，卫生防疫组协调民航、铁路等有关部门，组织专列、专机分别向20个省份和58个城市紧急运送地震伤员10015人，创下中外和平时期最大规模运转伤员的纪录。

在开展医疗救援的同时，卫生防疫组高度重视灾区的卫生防疫工作，紧急从全国调集军地卫生防疫专家赶赴灾区开展卫生防疫工作。四川省6个重灾市（州）的446个乡镇4185个村以及灾民临时安置点实行"省包乡"和"1～3人包村"的卫生防疫责任制，进而实现卫生防疫工作的全覆盖。灾区建立手机疫情报告系统，消除受灾群众临时安置点传染病疫情和突发公共卫生事件监测盲点，及时有效解决了因地震灾害造成当地网络直报系统瘫痪的问题。加强灾区和临时安置点的食品和饮用水卫生监督检测工作，发放饮用水、消毒药物并指导群众科学消毒，开展健康教育活动以增强群众"喝开水、吃熟食、勤看病"的卫生意识。推广卫生厕所和垃圾、粪便无害化处理示范点的经验，并组织专家指导灾区开展消毒、杀虫、灭鼠工作。卫生部还联合公安部、民政部组建了遗体处理专家组，负责灾区遇难人员遗体消毒和处理工作，防止污染环境。卫生部紧急采购甲肝、乙脑疫苗调往四川，对灾区重点人群开展了甲肝、乙脑疫苗应急接种工作，保护易感人群，防止传染病暴发流行。农业部全力防控灾区动物疫情，加紧组织调拨消毒药品、器械等物资，紧急编制《地震灾后动物疫病防控宣传挂图》等宣传资料。此外，有关部门还组织心理医生，对受灾群众尤其是青少年开展心理危机干预与辅导。

在党中央、国务院的坚强领导下，在兄弟省份的大力支援下，四川省依托省、市（州）、县、乡、村五级联动卫生防疫机制，形成了政府领导、部门配合、上下联动、群防群治的有力、有序和有效的卫生防疫防控体系，参与人员达到1.6万人。四川省在成立"5·12"抗震救灾指挥部时，首先设立了医疗保障组，地震的当晚即派出省疾病预防控制中心专家赶赴灾区。第二天对灾区防疫工作召开专题研讨会进行分析研究，随后派出397支疾病防控队伍和396支卫生监督队伍赶赴灾区，第三天又出动5996人次在21个极重灾县全面开展疾病控制和卫生监督工作。四川省政府提出了科学规范抗震救灾卫生防疫工作的十项措施，大到总体要求、重大传染病疫情应急处置预案、安置点卫生防疫技术方案、灾区饮用水卫生监督检测方案等，小至消杀灭药剂的合理使用、蚊蝇密度监测方法等，从不同层面建立完善了卫生防疫技术规范。受灾地区累计完成消杀灭面积51.28亿平方米，处理粪坑1205.57万个（次）；检查制水、供水单位23.45万户（点）次，监测饮用水样6.02万个，监督指导食品生产经营单位62.50万户（次）。为了有效控制污染源，身背消毒器具、穿着防护服的防疫人员总是第一时间赶赴灾区。

在巨大努力和付出的背后，是诸多令人欣慰和感动的成绩：处理遇难人员遗体6.86万具，无害化处理率超过98%；对3.68万个受灾规模养殖场（户）开展无害化处理和环境消毒工作，处理率超过89%；处理大牲畜尸体235万只、禽兔2076万只；在安置点设立生活垃圾收集点2771个、医疗垃圾收集点452个，垃圾日清运率为95.41%。重灾区法定传染病报告总数比近3年同期减少42.91%，报告病例无聚集性，没有发生与地震相关的传染病暴发流行和突发公共卫生事件，创下在人类抗击自然灾害史上"零疫情"的奇迹。没有发生食品、药品、饮用水群体性中毒事件，保障了灾区3000多万群众的饮食、饮水和用药安全。没有发生大面积空气污染，核与辐射安全可控。世界为之惊叹的"大灾之后无大疫"，是这场灾难中四川人民的答卷，同时也是中国人民的答卷。

在汶川特大地震中，我国医疗卫生防疫部门经受住了严峻考验，但也暴露了公共卫生体系的薄弱环节：灾害应急救援的机制还不能适应巨大灾难救援的需要；卫生救援专业设备较为落后，尤其是交通、通信、野外生存装备缺乏；各级政府和相关部门紧急应对措施的实效性不强，预案的可操作性不强；卫生应急物资储备机制不完善，必要的储备物资及储备场所不足。在总结经验教训和反思救援工作的基础上，强化政府的责任与投入，完善公共卫生体系建设，服务人民，建立科学有效的卫生防疫工作长效机制尤为重要。

第四章　开启新医改

　　健康是人类永恒的追求，而健康权也是人类社会的基本人权之一。当今世界，绝大多数国家把维护国民健康公平作为政府重要的职责与使命，致力于通过合理的制度设计，辅之必要的人力、财力及技术保障，有效地为全体国民提供实现基本健康权利的公共卫生平台。由于健康关系到每个人的切身利益，也关系到千家万户的幸福指数，因而医疗卫生体制的设计被世界公认为重大民生难题，被称为社会政策的"珠穆朗玛峰"。

　　中国共产党历来重视民众健康问题和医疗卫生事业发展，但鉴于人口多、底子薄、区域差距较大、资源分布不均衡的现状，多年来医疗卫生体制改革走出了一条艰辛曲折的道路。新中国成立初期，国家确定了"面向工农兵、预防为主、团结中西医、卫生工作与群众运动相结合"的工作方针，有效控制了危害人民最大的急性传染病的流行，大幅降低孕产妇和婴幼儿死亡率，并提高了人均寿命。1978年，我国进入了改革开放的新时期，全党工作重心转移到经济建设上来，卫生事业也迎来了新的发展机遇。较之以往，一方面是尽快恢复"文化大革命"所造成的医疗卫生市场混乱的秩序，另一方面则是针对医疗服务供不应求的主要矛盾，引入市场机制，加强财务管理，打破"平均主义"和"大锅饭"的分配方式，调动医务人员工作积极性。随着社会主义市场经济体制的确立，计划经济开始全面向市场经济转轨，医疗卫生事业也逐渐被彻底推向市场。政府预算中卫生总费用的比重持续呈下降趋势，各级公共卫生机构常年得不到政府足额拨款，农村疾病预防体系的"网底"几近崩溃。2003年，非典疫情是我国卫生事业发展的一个重要转折点，暴露出我国现有的应急机制以及公共卫生体系建设的滞后与脆弱。非典疫情以沉痛的代价告诫国人，市场机制并非完美无瑕，医疗卫生体制改革理应以公益性为价值取向。

2009年1月，国务院常务会议通过了《关于深化医药卫生体制改革的意见》和《2009—2011年深化医药卫生体制改革实施方案》，正式开启新一轮医药卫生体制改革新征程。2012年召开党的十八大，进一步加快新医改实施的步伐。以习近平同志为核心的党中央高度重视人民健康事业，适时调整人口生育政策，派遣最大规模援非医疗队，实现传统中医药事业大发展，在当今卫生事业发展史上写下浓墨重彩的一笔。

第一节　新一轮医药卫生体制改革

在计划经济时期，政府投入建立了完善的农村和城市医疗卫生服务网络，在防治各种传染病以及提高人均寿命等方面取得显著成就。但是由于受到"文革"的破坏与影响，我国卫生事业发展陷入停滞状态。1978年后，改革开放战略为中国发展注入强大动力，同时也拉开医药卫生体制改革的大幕。从1985年至今，中国医改已经走过了30多年的不平凡历程，从最初的简政放权、放开搞活，到后来的医疗市场化和鼓励各类医疗机构合并、重组，再到2009年新医改强调坚持公共医疗卫生的公益性，中国在医改道路上苦苦探索，既有失误的教训，更有宝贵的经验。2009年1月，在历时3年广泛征求社会各界意见之后，国务院常务会议通过了《关于深化医药卫生体制改革的意见》和《2009—2011年深化医药卫生体制改革实施方案》，这是一部凸显中国特色的医药卫生体制，逐步实现人人享有基本医疗卫生服务远大目标的纲领性文件。至此，高举公益性旗帜的新一轮医药卫生体制改革正式扬帆启航了。

2003年，非典疫情肆虐，我国公共卫生体系经受了严峻的考验，同时也暴露出严重的问题，同时这一事件促使人们反思现行的卫生政策，很大程度上影响和改变了医改的进程和方向。随着公立医疗机构产权制度改革以及卫生领域市场化不断推进，各级公立医院甚至公共卫生机构俨然变成了以利润最大化为目标导向的经济实体，人民群众看病难看病贵的问题日益突出。2005年5月24日，卫生部下属的《医院报》头版头条刊出了卫生部政策法规司司长刘新明的讲话，并冠以极为吸引眼球的题目："市场化非医改方向"。6月20日，《中国青年报》引用《医院报》的报道，将刘新明的这一观点，迅速传递给大众，一时间引起全社会的广泛关注。

7月28日，《中国青年报》又高调刊出国务院发展研究中心起草的最新医改研究报告，通过对历年医改的总结反思，做出如下结论："当前的一些改革思路和做法，都存在很大问题，其消极后果主要表现为医疗服务的公平性下降和卫生投入的宏观效率低下；现在医药卫生体制出现商业化、市场化的倾向是完全错误的，违背了医药卫生事业的基本规律。"这种结论主要建立在市场主导和政府主导争论的基础上，进而引发社会广泛共鸣："看病难、看病贵""因病致贫、因病返贫"，老百姓甚至将"医疗、教育、住房"三大支出比作为"新三座大山"。正是这份由国家权威研究机构发布的报告，在很大程度上推动党和政府开启了新一轮医药卫生体制改革。

2006年9月，国务院成立了由11个部委组成的医改协调小组，由国家发改委主任和卫生部部长担任双组长，标志着新一轮医改研究制定工作正式启动。10月，中共中央政治局进行第35次集体学习，胡锦涛同志表示，要实现人人享有基本卫生保健服务的目标，坚持公共医疗卫生的公益性质，深化医疗卫生体制改革。2007年初，医改协调小组委托6家机构进行独立、平行研究，为决策提供参考，后来又增加至9家。2007年10月，中共十七大报告确立"人人享有基本医疗卫生服务"的奋斗目标，提出"政事分开、管办分开、医药分开、营利性与非营利性分开"为核心的医改方针，并首次完整阐释中国特色卫生医疗体制的制度框架包括公共卫生服务体系、医疗卫生服务体系、医疗保障体系和药品供应保障体系四个重要组成部分，明确了今后十几年的卫生改革与发展的重要任务及政策措施。国务院决定拨出财政收入8500亿元巨资投入医改。一方面是党中央、国务院高度重视、全力推进，另一方面则是人民群众翘首企盼。

2008年11月初，紧张热烈而又喜庆的北京奥运会过后，美国金融危机所引发的世界性经济衰退尚未波及中国。这种间隔的平静期，增添了祥和团结的气氛。在中国当代历史上，这是一个特别重要的年份——改革开放走过了30年。"三十而立"，社会主义市场经济给神州大地带来了翻天覆地的变化。"共享改革开放的成果",成了很多文件及媒体流行的语言。与农村、经济、科技、文化等领域的改革相比,医疗卫生显得落后了很多。与亿万人切身利益密切相关的"新医改"方案,非典疫情后曾几度"呼之欲出",成为社会公众热议的话题。哈佛大学公共卫生学院教授萧庆伦是世界著名的经济学家,也是美国资深的保险精算师,担任过美国尼克松、卡特和克林顿三位总统社会保险保障制度和养老金改革等方面的顾问,也是闻名国际的台湾地区保健制度的最初设计者。虽年逾花甲,但他多次回国探亲或讲学,想"实现一个探索中国农村医疗卫生改革路径的梦",反复强调"医德与伦理的重要性"。萧庆伦教授认为,医改的当务之急,是改变医院和医生的追求。他忧心忡忡地说:"大约20年前,中国把公立医院改成了一个私人营利的单位,追求金钱,而且没有股东,这些钱被医院和医生分了。他们的生活好了,但他们也变成了一个强而大的利益团体。所以,这次改革很难真正动这些既得利益团体。对于这些问题,其实大家看得很清楚。可是,在这个政治环境下,因为每个强大的既得利益团体都在政治上有它的力量,所以很难出台一个明确的政策。"

改革开放前后的两个时期,中国的医药卫生体制改革经历了两个截然相反的发展阶段,即从政府提供服务模式到市场提供服务模式，前者暴露了政府体制的僵化，而后者则出现了市场体制的失灵。人们常说中国的改革是"摸着石头过河"，医药卫生体制改革更是如此。在充分吸取失误教训的基础之上，我们终于找到了不同于以往的第三条发展道路：在基本医疗和公共卫生领域，政府切实履行好领导、保障、监督等责任；在非基本医疗卫生服务领域，则充分发挥市场配置资源的作用，鼓励社会力量增加服务供给、优化服务机构。为切实加强对深化医药卫生体制改革工作的领导，国务院决定成立由中共中央政治局常委、国务院副总理李克强任组长，由20多个部委领导组成的国务院深化医药卫生体制改革领导小组，负责审议深化医药卫生体制改革的重大方针、政策，组织推动深化医药卫生体制改革工作。经过大量调研、反复商讨和10次征求意见，国务院常委会于2009年通过《关于深化医药卫生体制改革的意见》（以下简称《意见》）和《2009—2011年深化医药卫生体制改革实施方案》，正式开启新一轮医改进程。随后，国务院相关部门又制定了系列的规章制度与配套措施，以确保《意见》的贯彻落实。这是我国第一次提出对医改的总体规划，几乎涉及卫生事业发展的方方面面，可以用"一个目标""四大支撑体系""八大运行机制""五项重点改革"来概括。

《意见》所确定的新医改目标："到2020年，覆盖城乡居民的基本医疗卫生制度基本建立。普遍建立比较完善的公共卫生服务体系和医疗服务体系，比较健全的医疗保障体系，比较规范的药品供应保障体系，比较科学的医疗卫生机构管理机制和运行机制，形成多元办医格局，人人享有基本医疗卫生服务，基本适应人民群众多层次的医疗卫生需求，人民群众健康水平进一步提高。"

《意见》所提出的四大支撑体系：公共卫生服务体系，即《国家基本公共卫生服务规范（2011年版）》所规定的11项公共卫生服务内容；医疗服务体系，体现在农村医疗卫生服务体系、新型城市医疗卫生服务体系以及城市医院三个层次；医疗保障体系，包括城镇职工医疗保险、城镇居民基本医疗保险、新型农村合作医疗和城乡医疗救助；药品供应保障体系，即建立国家基本药物制度。

《意见》明确提出八大运行机制：建立协调统一的医药卫生管理体制、高效规范的医药卫生机构运行机制、政府主导的多元卫生投入机制、科学合理的医药价格形成机制、严格有效的医药卫生监管体制、可持续发展的医药卫生科技创新机制和人才保障机制、实用共享的医药卫生信息系统、公平可靠的医药卫生法律制度。

为保证新医改的顺利实施，《意见》提出五大改革重点任务：加快推进基本医疗保障制度建设，初步建立国家基本药物制度，健全基层医疗卫生服务体系，促进基本公共卫生服务逐步均等化，推进公立医院改革。

相较于往年，2009年国家推行的新一轮医药卫生体制改革在目标导向、组织管理、方案设计等方面有着重大调整与改变。首先，有别于此前的市场化为导向的医改，此次医改明确了要实现人人享有基本卫生保健服务的目标，并确立了公共医疗卫生的公益性质；其次，往年医改均由卫生部门唱独角戏，其他部门较少参与，而此次医改成立了由20多个部委组建、中央政治局常委任组长的领导小组，党中央、国务院的重视程度可谓空前；往年医改决策时间较短，征集社会意见也较少，而此次医改花费3年时间进行大量调研、反复商讨，首次提出针对医药卫生体制改革的顶层方案设计，涵盖医疗卫生领域的方方面面。新一轮医药卫生体制改革使我国医药卫生事业面貌发生了较大变化，一定程度上缓解了人民群众"看病难、看病贵"的问题，其成绩主要有：

1.全民基本医疗保障制度框架基本建成。2013年底，城镇职工基本医疗保险、城镇居民医疗保险和新型农村合作医疗三项基本医疗保险覆盖了13亿多人，参保（合）率稳定在95%以上，建立起世界上规模最大的全民基本医疗保障网。

2.国家基本药物制度全面建立。国家基本药物目录已全面实施，政府通过基本药物知识培训与竞聘上岗、执业考核挂钩的方式引导基层医务人员规范使用基本药物，基本药物临床应用指南和处方及培训已覆盖所有政府办基层医疗卫生机构。

3.基层医疗卫生服务体系显著加强。中央投入700多亿元支持2400多家县级医院和4万多家基层医疗卫生机构建设；启动了以全科医生为重点的基层医疗卫生人才队伍建设，城乡基层医疗卫生服务"软硬件"都得到明显改善。基本实现了村村有卫生室、乡乡有卫生院、每个县有达标县医院的目标。同时，进一步加大乡村医生补偿政策落实力度，基本完成了基层医疗卫生机构长期债务化解工作。

4.基本公共卫生服务走向制度化和规范化。由政府出钱买单，充分发挥专业公共卫生机构的作用，使人民群众免费获得12类基本公共卫生服务，促进卫生发展模式从重疾病治疗向全面健康管理的转变。

5.公立医院试点稳步推进，积累了有益的经验。公立医院改革2009年开始试点，2011年逐步推开。在进一步提升县级医院服务能力的同时，拓展深化城市公立医院改革试点。以取消"以药补医"机制为关键环节，按照政事分开、管办分开、医药分开、营利性与非营利性分开的要求，以补偿机制改革和建立现代医院管理制度为抓手，深化体制机制综合改革。

6.政府加大了对医疗卫生的投入力度，改善了支出机构。我国医改在短期内取得可喜成绩，与这些年国家经济实力的明显增强和政府财政投入的快速提高是密不可分的。以同口径对比，我国医疗卫生支出占财政支出的比例在12.5%左右，高于俄罗斯、巴西、南非这些金砖国家。政府加大卫生投入的结果则是个人负担的减轻，我国个人卫生支出占卫生总费用的比重由2008年的40.4%下降到2013年底的33.4%。

7.社会办医取得显著进展，初步形成多元化办医格局。新医改实施以来，社会办医得到快速发展，非公立医疗机构的机构数、床位数、在岗职工数和服务量不断增长。

医改是世界性的难题，西方发达国家至今仍面临类似我国"看病难、看病贵"的问题，在公平与效率、政府与市场之间仍未找到最佳的平衡点。相较于世界上大多数的国家，我国有着特殊的国情，人口多，底子薄，资源少，区域发展差距较大，资源分布严重不均衡。

就医药卫生领域而言，长期在政府主导下所形成的高度僵化呆板的运行体制，加之在迅速市场化和商业化之后所形成的错综复杂的利益链条，这些都为改革增加了重重阻力。虽然新医改力度很大，措施也算得当，但在一些方面的成效却达不到预期效果，与人民群众日益增长的健康需求仍有较大距离。医院采购设备收取回扣、医生开药手术收受红包等，媒体经常曝光的医药卫生领域腐败问题令人痛心疾首；近年来政府对医疗卫生事业的投入有了较大增长，但对公立医院的投入依然不足，因而无法改变医院作为营利主体的地位；药品招标体制存在漏洞，很多药品价格在政府主管部门多次降价后仍然虚高，很多地方的公立医院依然存在大处方、大检查、过度用药的现象；医疗服务信息不对称加剧了医生与患者之间的矛盾，医患纠纷事件层出不穷；长期的行政化管理体制使医护人员固化为公立医院的垄断性资源而不能自由流动，挫伤了医护人员的工作积极性；等等。路漫漫其修远兮，医疗卫生领域的特殊矛盾，以及我国的特殊国情，预示我国的医改与很多国家一样，无法毕其功于一役。历次医改的经验向我们昭示，用改革的办法和发展的思维来破除体制机制性矛盾，既要有科学合理的制度设计，也要有破除既得利益藩篱的胆识和勇气，更要有社会各界的广泛参与！

第二节　生育政策历史性调整

人口是经济社会系统中最基础、最活跃的因素，因而人口问题的本质是经济问题、发展问题。我国是世界第一人口大国，人口问题始终是我们所面临的全局性和战略性问题，党中央、国务院历来高度重视人口与计划生育工作。鉴于人口快速增长对经济社会发展造成的沉重负担和严重影响，我国自1973年推行计划生育措施，1980年实施独生子女政策。计划生育政策实施以来，我国少生了4亿多人，有效缓解了人口过快增长给资源环境带来的压力。2000年和2010年两次人口普查结果显示，我国的总和生育率（即平均每个妇女生育的孩子数量）分别为1.22和1.18，远低于世界的总和生育率2.1，说明这10年间我国人口增长速度极为缓慢。

中华人民共和国成立之初，党和政府致力于医治战争创伤，恢复和发展工农业生产，极大地解放和发展了社会生产力，加之受苏联鼓励生育的人口政策影响，我国人口在较短时期内呈现出井喷式增长。1953年第一次全国人口普查推算新中国成立初期人口总量为5.42亿，1954年就会超过6亿。虽然经历了50年代末和60年代初的三年自然灾害，死亡率异常升高，出生率急剧下降，但总人口还是在1964年超过了7亿，净增1亿人口仅用了10年时间。之后，人口依然保持高速增长的态势，1969年总人口超过8亿，1974年超过9亿，平均每5年增长1亿人口，比以前的增速提升了1倍。人口规模急剧膨胀给社会生产力发展带来极大负担，加之长期受政治运动的冲击，我国国民经济体系几乎到了崩溃的边缘。早在50年代，中央政府就开始考虑计划生育政策，也曾在一些地方开展过试点，但在全国范围内推行计划生育政策却肇始于70年代。在人口与经济增长比例关系状况日益恶化的关头，党和政府逐渐开始意识到计划生育工作的重要性和必要性。1970年2月，周恩来在全国计划会议上强调："七十年代人口要注意计划生育。"同年6月，周恩来再次指出："计划生育属于国家计划问题，不是卫生问题，而是计划问题。你连人口增加都计划不了，还搞什么国家计划。"①自此，人口计划便被正式纳入第四个五年国民经济发展计划中，分别规定城乡人口自然增长率指标，作为人口控制的目标。1971年7月，国务院转发卫生部、商业部等《关于做好计划生育工作的报告》中指出："除人口稀少的少数民族地区和其他地区外，都要加强对这项工作的领导，深入开展宣传教育，使晚婚和计划生育变成城乡群众的自觉行为。"这份文件宣告中央政府正式决定在全国范围内实行计划生育政策，而为了确保这项政策落到实处，1973年国务院成立计划生育领导小组，各地方随即成立相对应的机构。同年12月，国务院计划生育领导小组办公室召开全国第一次计划生育工作汇报会，提出"晚、稀、少"（晚婚、晚育、少生、拉开间隔生）的生育政策。1978年12月，中央批转《关于国务院计划生育领导小组第一次会议的报告》，具体提出一对夫妇生育子女最好一个最多两个和生育间隔三年以上的要求，计划生育中的"晚、稀、少"，发展

---

① 周恩来在接见卫生部军管会全体人员时的谈话（1970年6月26日）

为"晚婚、晚孕、少生、优生"。这个时期的计划生育政策成绩相当显著，加之自然增长低谷因素影响，我国总和生育率由1970年的5.812下降至1980年的2.238，年均净增人口数由2321万降至1163万。[1]

1980年9月，国务院在第五届全国人民代表大会第三次会议上宣布调整计划生育政策，提出"国务院经过认真研究，认为在今后二三十年内，必须在人口问题上采取一个坚决的措施，就是除了在人口稀少的少数民族地区以外，要普遍提倡一对夫妇只生育一个孩子，以便把人口增长率尽快控制住，争取全国总人口在本世纪末不超过12亿"。同年，中共中央发表了关于控制我国人口增长问题致全体共产党员、共青团员的公开信，号召党团员带头执行新的计划生育政策。公开信反复强调一对夫妇只生育一个孩子的必要性和迫切性，也提到"某些群众确有符合政策规定的实际困难，可以同意他们生育两个孩子，但不能生三个孩子。对于少数民族，按照政策规定，也可以放宽一些"。1981年，国务院正式设立国家人口与计划生育委员会，并将其正式纳入政府序列，随后省、市、县、乡相继成立对应机构，形成了立体化的计划生育管理服务网络，为计划生育政策的实施提供了组织保障。1982年，

---

[1]　姚新武、尹华编：《中国常用人口数据集》，中国人口出版社1994年版，第44页。

党的十二大报告提出："在我国经济和社会的发展中，人口问题始终是极为重要的问题。实行计划生育，是我国的一项基本国策"；同年12月写入宪法，宣布推行计划生育的国家意志——国家推行计划生育，使人口的增长同经济和社会发展计划相适应，并规定公民的责任与义务——夫妻双方有实行计划生育的义务。至此，计划生育作为一项基本国策登上历史舞台。相较于70年代"晚、稀、少"和"晚婚、晚孕、少生、优生"的政策，1982年之后的政策演变为除特殊困难者及少数民族外，一对夫妇只能生育一个孩子，简称为"一孩政策"。1984年4月，中央书记处办公会议上再次讨论了生育政策问题，决定"开小口、堵大口"，在部分农村地区逐步实行允许第一胎生女孩的夫妇生育第二胎。此后，以城市"一孩"、农村"一孩半"为基本特征的人口政策，就这样稳定下来了，在生育数量控制目标上没有再做大幅度的调整。1991年5月，中共中央、国务院发出《关于加强计划生育工作严格控制人口增长的决定》，要求"各级党委和政府务必把计划生育工作摆到与经济建设同等重要的位置上来"；"党政第一把手必须亲自抓，并且要负总责"。此后，计划生育指标与各级领导政绩挂钩，严格实行一票否决制度，大大强化了地方领导人的责任感，有力推动人口控制工作的开展。

计划生育政策实施30余年来，加上改革开放带给人们生产及生活方式的巨大转变，我国迅速进入了低生育率水平时代，有效缓解了人口过快增长带给社会、经济和环境等方面的压力。20世纪50年代和60年代，我国的综合生育率水平一直高居6以上，高于当时的世界平均值5。由于实行了计划生育政策，70年代的综合生育率由5.8降至2.1，达到了低生育标准。80年代以来，在"一孩政策"的强力推动下，综合生育率常年稳定在1.6～1.7的范围中，甚至低于部分发达国家。英国和法国等欧洲发达国家用了70～80年的时间使本国综合生育率由5降至2，而我国大约只用了20年的时间就完成了此过程，中国速度之"快"可见一斑。其次，计划生育政策极大地改变了中国人原有的生育观念及行为。广泛深入持久的人口计划生育政策宣传教育起到了移风易俗的效果，转变了人们"传宗接代""养儿防老""重男轻女"的传统观念，使晚婚晚育、少生优生的观念逐渐深入人心，确立起了新的生育观念。再次，由于长期实行计划生育政策，使得中国平均每年少出生约1500万人，累计少出生约4亿人，使世界70亿人口日推迟了5年，缓解了国家在能源、教育、粮食、就业、住房等方面的需求紧张和资源短缺状况，提高了人均占有耕地面积、人均占有粮食的水平，促进了经济社会的可持续发展。

然而计划生育尤其是独生子女政策也造成一系列人口

安全隐患和经济社会问题,如老龄化速度加快、劳动力成本上升、男女出生性别比例失衡、数百万个"失独"家庭等。2010年,第六次人口普查显示,全国60岁及以上老年人口达17765万人,占总人口的13.26%,其中65岁及以上人口11883万人,占总人口的8.9%。[①]按照联合国一个地区65岁及以上人口占总人口7%即可视该地区为老龄化社会的标准,我国已经进入老龄化社会。人口老龄化给社会带来沉重的养老压力,以前多个子女照顾两位老人变成现在一对夫妻要照顾四位老人,给子女乃至政府和社会都造成了巨大的负担。同时,人口老龄化导致年轻劳动力数量的骤然下降,劳动力成本较快上升,如不及时采取措施促进人口结构均衡发展,我国人口红利将会在短期内消失,进而严重影响中国经济长期稳定发展。此外,计划生育政策导致我国的出生人口性别比存在严重失衡的现象。据统计,我国是世界上出生人口性别结构失衡最严重、持续时间最长、波及人口最多的国家。由于几千年来我国重男轻女的生育观念根深蒂固,至今在较大范围的农村地区这一传统观念仍占据主导地位,相当一部分家庭为了生育男婴,通过非法渠道做胎儿性别鉴定,如果发现是女婴,就会选择终止妊娠。据调查,2007年19岁以下的男性比

---

① 中华人民共和国统计局 2010年第六次全国人口普查主要数据公报(第1号),http://www.stats.gov.cn/tjsj/tjgb/rkpcgb/qgrkpcgb/201104/t20110428_30327.html。

女性多出约2377万，而2020年适婚男性将比女性多出约4000万。男女婚龄人口的比例失衡日益凸显，农村成年男性中的困难人群遭遇严重的"娶妻难、娶妻贵"问题，家庭稳定性遭遇冲击，社会不安定因素随之增加。再者，独生子女家庭都将所有的希望寄托在孩子身上，频频出现宠爱甚至溺爱的现象，造成许多子女性格上的一些缺陷问题，如过分自私自利、缺乏互助精神、抗压能力较弱等。近年来，大学生自杀自残案件频繁发生，与独生子女的家庭教育不无关系。最后，空巢家庭和失独家庭日渐增多，成为一个严重的社会问题。独生子女的父母视孩子为生活重心，可独子或独女因为就学或就业远离家庭，长期不在父母身边陪伴，使得原本幸福的家庭生活陷入紊乱。据统计，中国1.5亿户独生子女家庭中的失独家庭高达500多万户，独生子女出现意外，导致整个家庭失去希望，带给父母无穷无尽的悲伤和痛苦，加之很多孩子的父母年事已高，今后正常养老和代际传承都成了非常严重的社会问题。

人口的"结构问题"代替"总量问题"成为人口发展的突出矛盾，对经济社会发展产生严重的负面影响，计划生育政策调整的时间逐渐成熟。2013年3月，全国人大公布《国务院机构改革和职能转变方案》，决定国家人口计生委与卫生部合并，组建国家卫生计生委。这是我国人口计划生育史上的重要转折点，结束了曾经享有很高知名度、极富中国特色的计划生育最高领导机构32年独立存在的历史。合并消息发布后，各大网站收到网友铺天盖地的评论，几乎是一边倒的喝彩之声，被视为顺乎民心民意的措施。紧接着，人口政策调整便被提上重要议事日程。同年11月，党的十八届三中全会启动实施一方是独生子女的夫妇可生育两个孩子的政策。两年后召开的党的十八届五中全会全面实施一对夫妇可生育两个孩子政策，于2016年1月1日起正式实施，实现了从"单独二孩"到"全面二孩"的历史性转变。党的十八大以来生育政策的调整完善，标志着过去40多年来控制人口过快增加目标导向实现了根本性转变，人口和计划生育工作进入到促进人口长期均衡发展的新阶段。这一重大的历史性转变，受到国内外的普遍赞誉，也受到全国各族人民的衷心认同与拥护。

与此同时，"全面二孩"的配套政策被提上重要议事日程。2015年12月，中共中央、国务院印发《关于实施全面两孩政策改革完善计划生育服务管理的规定》，要求根据生育服务需求和人口变动情况，合理配置妇幼保健、儿童照料、学前和中小学教育等资源，满足新增公共服务需求。新修订的《人口与计划生育法》明确提出"提倡一对夫妻生育两个子女""国家建立健全基本养老保险、基本医疗保险、生育保险和社会福利等社会保障制度，促进计划生育""符合法律、法规规定生育子女的夫妻，可以获得延长生育假的奖励或者其他福利待遇"等制度安排。除西藏与台湾外，30个省份均完成人口与计划生育条例修订，普遍延长产假（30~90天），并设置配偶陪产假（7~30天）。各地取消二孩生育审批，实行生育登记服务制度。全员人口数据资源建设取得进展，卫生、计生两部门信息共享程度较高的地方还探索全面取消纸质婚育证明，依靠信息化手段，寓登记于服务之中。一些地方还积极探索推进孕产妇保健手册、儿童保健手册、生育服务证和预防接种证件整合工作。

连续两次调整计划生育政策，日益显现出其积极作用，对促进人口长期均衡发展意义重大。2000年，我国出生人口为1771万人，之后下降到2002年的1647万人。2003年到2013年这十年间，出生人口始终在1600万上下波动。2014年是实施"单独二孩"政策的第一年，全国有近100万对单独夫妇提出再生育申请，其中92万对获得批复。这年出生人口总量达1687万，比前一年增加了47万，2016年更是超过了1786万，是2000年以来最高的出生人口年份。出生人口比"十二五"时期（2011—2015年）年均增加了140万以上，而出生人口二孩占比则由2013年的30%提升至2016年的45%和2017年的52%，政策调整效果逐渐显现。此外，政府加大依法整治"两非"（非医学需要的胎儿性别鉴定和非医学需要的人工终止妊娠行为）力度，重点查处医疗卫生、计划生育技术服务机构及其人员的"两非"行为，严厉打击从事"两非"的"黑诊所"和游医等非法机构和人员，坚决查处"两非"中介及采血鉴定胎儿性别行为等，为促进出生人口性别结构平衡创造条件。2015年，全国出生人口性比例降到113.51，完成了"十二五"期末下降到115以下的目标，实现了自2009年以来的连续7年下降。国家深入开展关爱女孩健康成长行动，女孩生活环境不断改善。2016年，孕产妇死亡率下降到19.9/10万，比2000年下降62.4%；婴儿死亡率和5岁以下儿童死亡率分别下降到7.5‰和10.2‰，较2000年分别降低了76.7%和74.3%；全国住院分娩率达到99.7%，比2000年上升36.9%。妇幼健康核心指标总体上优于中高收入国家平均水平，提前实现了联合国千年发展目标和《中国儿童发展纲要（2011—2020年）目标》，被世界卫生组织评为妇幼健康高绩效国家。

人口转变是所有国家或地区共同经历的人口发展历程，不论是发达国家或发展中国家，生育率无一例外地会进入下降通道，而且很难逆转。东亚国家和地区与我国同样深受儒家文化影响，其人口发展趋势对我国有重要借鉴作用。日本、新加坡、韩国以及我国台湾省的生育率相继降至更替水平以下，并于20世纪末开始实行鼓励生育政策，但仍无法阻挡生育率快速下滑，目前已位居生育率最低的国家和地区之列。从我国2014年调整计划生育政策以来，虽然在一定程度上促进了人口增长，但新增出生人口并不如预期，这与当今人们的生育意愿下降有直接关系。在社会转型过程中，伴随着工业化和城镇化的迅速发展，人们的生活方式和思想观念也发生重大变化。我国女性受教育程度不断提高，更多地参与就业和社会活动，劳动参与率在世界上名列前茅，结婚和生育年龄推迟。同时，现代社会的生活、就业、教育、医疗成本大幅提高，子女的抚养成本随之水涨船高。维也纳人口研究院的人口学家沃尔夫冈·卢茨等人提出"低生育陷阱"假设：生育率一旦下降到某个临界点（总生育率1.5）以下，在多方面因素的共同作用下，如思想转变、生活成本增加等，低生育率具有自我强化的机制，继续保持下降的趋势而很难回调，就如同进入了"陷阱"。长期过低的生育率统计数据和政策调整后的生育水平回调低于预期，使得我们不得不未雨绸缪，采取多种鼓励生育措施，以避免我国掉入可怕的"低生育陷阱"。

公民的生育权是一项基本人权，1968年联合国国际人权会议通过的《德黑兰宣言》提出"父母享有自由负责决定子女人数及其出生时距之基本人权"。"全面二孩"并不是生育政策调整的终点，应该根据实际生育指标的发展变动趋势，及时做出调整生育政策的决策，调节人们的生育行为以适应社会、经济、环境、资源的可持续发展需要。随着人们生活方式和思想观念的转变，结婚和生育年龄一再推迟，生育意愿和生育行为有进一步下调的可能，未来需要进一步放开生育限制，直至取消生育限制。建立和完善"家庭友好"的政策体系，创造宽松和健康的生育文化，包括对新生儿家庭进行经济奖励以及完善育儿休假制度、改善抚育条件等。家庭津贴和税收减免是对新生儿家庭进行经济奖励的两种主要形式，有效减轻了家庭的养育负担。澳大利亚早在1912年就出台了奖励新生儿的制度，截至2009年，每个新生儿的父母可获得5000美元津贴。加拿大政府在1988年对每个新生儿的补助金就高达8000美元。英国的生育补贴以针对低收入家庭的税收减免为主要形式，享受儿童照料服务的家庭可获得额外的税收减免。为鼓励职业女性生育，发达国家的生育假期（包括带薪生育假期和无薪生育假期）均有法律保障，由父母双方共同享有。2007年，英国的产妇享有39周的带薪假期和13周的无薪假期；法国的产妇生育第一胎享有20周的带薪假期，生育第二胎享有长达40周的带薪假期；日本内阁于2001年通过《支援工作与养育子女兼顾的方针》，要求企业采取多样化的雇佣方式和弹性劳动时间，确保妇女可以兼顾工作与家庭。发达国家高额度的经济补贴政策使得近20年的生育率略有回升，但仍然低于更替水平。反观我国，不论在生育休假制度、生育奖励制度，还是在儿童福利政策、儿童照料机构建设等方面，均远远落后于发达国家。因此，目前我国生育政策放宽乃至未来逐步取消，远远不能解决人口问题，必须着手创造良好的生育文化、社会和经济环境，营造"家庭友好"的制度与氛围，促进人口的正常繁衍并使之绵延不绝、生生不息。

第三节　大国卫生外交之行

2014年2月，埃博拉病毒在西非大规模暴发，以惊人的速度蔓延至几内亚、利比里亚、塞拉利昂、尼日利亚、塞内加尔、美国、西班牙、马里八国，感染及死亡人数均创新高，处于极度恶化的状态。疫情暴发后，中国政府第一时间派出专机将援助物资送到疫区，同时迅速向疫区增派大量医疗人员和专家。这是新中国成立以来，我国支持其他国家和地区应对公共卫生危机持续时间最长、规模最大、力度最大的一次援助，赢得了非洲和国际社会的一致赞赏。世界卫生组织时任总干事陈冯富珍对此高度评价：中国政府第一时间高举道义旗帜，最早落实承诺，并根据疫情发展不断加大援助力度，引领了援非抗疫义举，是成功的抗疫外交。

对外援助是中国对外战略的重要组成部分，而对外卫生援助则是最具特色的内容和最早涉及的领域之一，其中最主要的方式就是向发展中国家派遣医疗队。随着中国对外援助政策的变化，中国对非卫生援助经历了两次较大幅度的调整：第一次是1978年，第二次则是2000年。据此，中国对非卫生援助的历史大体可划分为起始发展、改革探索以及增长扩展三个时期。

第二次世界大战结束不久，随着1947年印度独立、1949年中华人民共和国成立等重大事件发生，广大发展中国家急需建立广泛合作战线。1955年4月，29个亚非国家和地区在印度尼西亚万隆首次召开没有殖民国家参加的大型国际会议，主要讨论保卫和平、争取民族独立和发展民族经济等发展中国家普遍关心的问题。这一时期，正值新中国成立之初，急需赢得政治盟友以开拓国际生存空间。周恩来总理于1953年提出"和平共处五项原则"[①]，为中国开展对外援助确立了指导思想和基本原则。在医疗卫生领域，早在20世纪50年代初期的援越抗法和抗美援朝时期，中国就曾为越南和朝鲜提供大量医疗物资援助，这是中国开展对外卫生援助的开始。随着1950年8月恢复在国

---

① 周恩来总理于1953年12月会见印度代表团时首次提出"和平共处五项原则"，即互相尊重主权和领土完整、互不侵犯、互不干涉内政、平等互利、和平共处。

际红十字会的合法席位，中国开始通过国际红十字会为发展中国家提供各种医疗援助与帮扶。1963年，中国政府首次派出一支由24名医疗专家组成的医疗队赴阿尔及利亚开展紧急医疗援助，标志着中国正式开始有组织、大规模和持续性地对外提供卫生援助。1971年，中国在联合国恢复合法席位，国际地位显著提高，派遣援外医疗队的数量随之迅速增加，积极支援了广大原殖民地国家为争取民族独立而开展的解放斗争。截至20世纪70年代末，中国已向29个非洲国家派出了医疗队，援外医疗人员累积5000多人次①，并在非洲援建了约10所医院②。

随着中美建交、苏联解体，这一时期的国际局势发生了深刻变化。在国内，1978年党的十一届三中全会确立改革开放的发展战略，完成以阶级斗争为纲到以经济建设为中心的历史性转变，开启了新中国具有深远意义的伟大转折。中国的外交由过去"经济为外交服务"转向"外交为经济服务"，在对外援助政策上提出了"平等互利、讲求实效、形式多样、共同发展"的"四项原则"。这意味着中国在继续发扬国际人道主义精神、对发展中国家提供援助时，要根据自身的发展状况，量力而行、尽力而为，

① 蒋华杰：《中国援非医疗队历史的再考察（1963—1983）——兼议国际援助的效果与可持续性问题》，载《外交评论》2015年第4期，第61~81页。
② 北京大学公共卫生学院2011年提交世界卫生组织的《中国对非卫生援助》研究报告。

同时对外援助也要服务于国内的改革开放和现代化建设。在"四项原则"指导下，中国从政策、方式、管理和机构等方面逐步对援外工作进行改革及调整。在总体援外改革的背景下，中国的卫生对外援助在这一时期也经历了改革的探索，主要是医疗队在规模上一度收缩、布点上向条件较好的地方转移、改无偿援助为贷款援助、协助中国药企进入受援国市场等等。在这期间，由于中国对外卫生援助政策的调整，以及与受援国外交关系的变化，加之部分受援国政治局势动荡等原因，中国对外卫生援助也经历了一些波动。相较于上一阶段，这时期中国对外卫生援助的规模总体在继续扩大。20世纪80年代初至90年代末，中国派出医疗队前往工作的发展中国家由29个增加至44个，所援建的医疗卫生设施增至22所。[1]

　　进入21世纪以来，在经济全球化、世界多极化的浪潮中，中国经济长期保持快速增长的良好势头，综合国力大幅提升，在国际舞台上的影响力日益加强。2000年9月，联合国千年首脑会议制定了千年发展目标行动计划，健康成为人类全面发展的重要目标之一。以中非合作论坛的建立为标志，中国对外卫生援助迈出新的步伐。2004年12月26日，印度尼西亚发生8.9级地震，导致东南亚严重海

---

[1]　王云屏：《中国卫生发展援助的理念与实践》，载《中国卫生政策研究》2015年第5期，第37～43页。

啸，席卷邻近国家的海岸并造成大量人员伤亡。海啸发生
后，我国政府紧急启动国际救援应急机制，迅速组建4支
医疗队赶赴现场，开展医疗救助、疾病预防等，这是我国
首次参加国际紧急卫生救援工作。此次救援工作不仅树立
了我国医疗卫生人员良好的形象，而且展示了我国卫生应
急机制建设的成就，赢得各国新闻媒体的一致认可和高
度赞扬。2005年，中国领导人在联合国宣布中国对外援
助"五大措施"，2006年在中非合作论坛北京峰会上宣布
中国对非援助"八项政策措施"。2010年至2012年，中
国援建了包括综合性医院、流动医院、专科诊疗中心、中
医中心在内的80个医疗设施项目，并向54个国家派出累
计3600名医护人员的55支医疗队，在受援国的近120个医
疗点开展工作。①中国在加大卫生援外的力度和规模的同
时，还提出一些新理念，做出一些新举措。党的十八大以
来，中国领导人创造性地提出义利相兼、以义为先的义利
观，成为新时期指导我国对外卫生援助的重要原则。铁一
般的事实向世人证明：伴随着综合国力的快速提升，中国
逐渐转变为卫生领域中的重要国际发展合作伙伴。

　　纵观60多年的历史进程，我国的对外卫生援助与不同
阶段的发展战略、对外政策密切相关，其政策演变具有鲜
明的时代特征，并在一定程度上反映出国际发展援助中日

①　国务院新闻办：《中国的对外援助（2014）》白皮书，2014年7月10日。

益强调合作的总体趋势。在政治上平等互信，我国始终奉行"不干涉别国内政"的原则，开展对外卫生援助从不附加任何政治条件；在经济上互惠互利，在"援助、合作、共融"的大援助观下，不回避讲求经济利益。我国的卫生援外工作在国际舞台上发出了强有力的声音，展示了别具特色的中国智慧和中国力量，成为我国国际交往中的一张亮丽名片。

埃博拉，原本是西非一条美丽的河流，如今却变成一种"超级病毒"的代名词。这种病毒目前尚不知发病机理，没有治疗药物，是迄今为止人类发现的传染病中等级最高的病毒。埃博拉病毒通过血液或其他体液等途径传播，感染潜伏期从2天到21天不等。患者的最初症状是突然发烧、头痛，随后是呕吐、腹泻和肾功能障碍，最后是体内大量出血直至死亡。1976年7月6日，苏丹恩扎拉镇一家棉花加工厂里，一名工作人员出现不适症状，几天之内病情迅速恶化，不久后他身体多处出血而亡，死状相当恐怖。这家医院便成了疫情发展的源头，疫情迅速席卷了周围55个村庄，大多数患者发着高热，头痛欲裂，继而病情迅速恶化，身体多处往外渗血，严重的渗血会引起低血压和休克，接着就是死亡。随即，苏丹卫生部请求国际支援。一支由法国、比利时、加拿大、南非、扎伊尔［今刚果（金）］和美国的医学专家组成的专家组进驻现场。人们发现这是一种新型病毒，属于线状病毒，有的呈L形，有的呈S形，人们称之为埃博拉病毒。这个名字缘于扎伊尔北部的一条小河——埃博拉河，病毒在该区域广泛流行，这是一种能引起人类和灵长类动物产生埃博拉出血热的烈性传染病病毒。

非洲居民通常会捕食黑猩猩、蝙蝠、野猪等野生动物，而一些免疫缺陷病毒正是通过这个途径传播到人类身上。研究发现，以水果为生的果蝠身上携带病毒较多。世界上首位埃博拉病毒感染者玛巴罗因食用果蝠而感染病毒，去世后，他的亲人将尸体带回家中并解剖清洗，将胃肠道里的食物和粪便清除掉，整个过程中没有进行任何消毒和防护措施。于是玛巴罗下葬后不久，其家人中有21人感染埃博拉病毒，其中18人死亡。截至目前，人们一共发现了五种埃博拉病毒，它们分别是扎伊尔型埃博拉病毒，发现于扎伊尔西北边的埃博拉河，病死率可达70%~90%；苏丹型埃博拉病毒，发现于苏丹南部，病死率低于扎伊尔型，在50%~70%；本迪布焦型埃博拉病毒，死亡率比苏丹型更低一些；塔伊森林型埃博拉病毒，也叫科特迪瓦型，它只感染过一个人，是瑞士的女科学家，治疗后痊愈；雷斯顿埃博拉病毒，只感染猴类，不感染人类，所以没有发病。病毒学根据危害程度将其分为四个等级，人们根据病毒等级在不同级别的实验室里进行研究。人们熟悉的艾滋病病毒属于二级，当年让我们心怀恐惧的引起非典型肺炎的SARS病毒被定为三级，而埃博拉被确定为最高级别的四级，研究人员必须在最严苛的四级实验室里进行研究。埃博拉病毒主要呈现地方性流行，局限在中非热带雨林和东南非洲热带大草原，已从开始的苏丹、刚果（金）扩展到中非、利比亚、加蓬、尼日利亚、肯尼亚、科特迪瓦、喀麦隆、津巴布韦、乌干达、埃塞俄比亚以及南非。非洲以外地区偶有病例报道，均属于输入性或实验室意外感染，未发现有埃博拉病毒流行。

1996年，香港导演王晶拍摄的电影《埃博拉病毒》，推出时间适逢埃博拉疫情在多媒体时代第一次大规模暴发。这部"应景之作"风靡内地，令许多人生动形象地了解到这种"世界杀伤力最强瘟疫"的恐怖。2013年底，埃博拉疫情在几内亚再次暴发。当时，一名一岁婴儿死后被检测出埃博拉病毒，这名婴儿遂被定为西非第一个埃博拉病例。随即，几内亚有50多人莫名死去，疫情迅速扩散至利比里亚和塞拉利昂等国家。这次是近40年以来埃博拉病毒最广泛、最复杂和最严重的一次大暴发，截至2015年5月，已导致非洲共24300多人患病，10000多人死亡。更加令人担忧的是，埃博拉病毒开始了洲际旅行，原来仅局限于非洲的埃博拉病毒已经输入到美国、西班牙、菲律宾等国家。2014年9月底和10月初，欧洲和美国分别有患者被确诊为感染埃博拉病毒。国际舆论一片哗然，欧美媒体、社会公众从对埃博拉的各不为礼，刹那切换到风声鹤唳、草木皆兵。纽约肯尼迪国际机场开始监控来自利比里亚、塞拉利昂和几内亚乘客的体温。波士顿地方媒体报道称，波士顿洛根国际机场一次性发现了5例埃博拉病毒疑似感染者，均来自阿联酋航空公司起飞自迪拜的同一航班，进而导致了美国航空股板块大跌。

这是历史上该病毒首次超越丛林山庄的边界，扩散到人口密集的大城市，感染及死亡人数均创新高，处于极度恶化的状态。埃博拉疫情引发世界范围的关注与恐慌，欧洲联盟委员会、西非国家经济共同体、红十字会、红新月会等国际组织及人道机构迅速组织人力支援西非，以缓解疫情肆虐。

2014年9月12日，世界卫生组织总干事陈冯富珍女士在日内瓦召开的国际电视会议上指出，目前正在肆虐的这场近40年来波及地区最广、疫情最复杂、病况最严重的西非埃博拉疫情，急需国际社会伸出援手，有力量的国家要有所动作，紧急应对此次疫情。为此她发出了呼吁："我们现在最需要的是人力。合适的人员、合适的医疗专家、受过适当培训而了解如何保护自己免受感染的专家。"利比里亚、塞拉利昂、几内亚三国元首也接连发出呼吁，以寻求世界各的医疗援助。面对失控的疫情，大多数国家的第一反应是采取一系列严格的防控措施，严防埃博拉病毒流入本国。还有一些国家要求本国人员迅速撤离疫区国家，同时也严禁来自疫区国家的人进入本国，将埃博拉病毒拒之门外。作为负责任的大国，中国政府援非的态度是坚决、持续和毋庸置疑的。中共中央总书记、国家主席、中央军委主席习近平和国务院总理李克强分别做出重要批示，要求中国人民解放军充分发挥军队在技术、人才和组织上的优势，立刻组建防控队伍奔赴西非疫区，援助一直与我们保持着深厚友谊的非洲，肩负起负责任大国的重任。在西非埃博拉疫情暴发后，中国在第一时间先后向疫区国家提供了15批次、价值1.02亿元的医疗物资和2600余万元的其他保障性物资。2014年9月至2015年3月，经中央军委批准，由中国人民解放军第302医院抽调医护人员组成的"中国人民解放军援塞医疗队"，分三批先后赴疫情最严重的塞拉利昂执行埃博拉病毒防治任务。

作为解放军唯一传染病医院的302医院，已有60多年的历史，与佑安医院、地坛医院并称我国三大传染病医院。追根溯源，抗日战争时期，曾立下赫赫战功的延安中央医院即是302医院的前身；1947年5月，转战西柏坡成立中共中央直属机关医院，开创者们在担架上治疗，在破庙里手术；1954年7月，在北京西郊这块偏远荒芜的土地上，中央军委决定正式成立302医院。半个多世纪以来，经过一代又一代"302人"的辛勤付出和艰苦努力，302医院已成为国内整体实力最强、影响力最大、收治病人最多的三级甲等传染病医院。除了防治传染病之外，302医院还担负着军事斗争卫勤准备的机动救援，应对反恐及突发公共卫生事件应急处置的任务，是全军传染病医疗、教学、科研、预防、保健的中心，是我军卫生战线上独一无二的特种部队。在没有硝烟的战场上，302医院创造了我国传染病防治史上的一个又一个奇迹：华北地区首批输入性"非典"患者在这里收治；中国居民第一例艾滋病患者在这里收治；全国第一个病毒研究所、全军第一个临床乙脑实验室在这里建立；全军唯一的传染病研究所、中医药研究所在这里建立……自从2014年埃博拉疫情发生后，302医院密切关注着疫情的动向和病毒的研究。针对埃博拉病毒的主要特点、传播途径、防控措施等，发表多篇学术文章，并着手进行相关研究。陈菊梅、王福生、赵景民、秦恩强等传染病专家，接连撰写数十篇埃博拉防控科普文章，其中《302医院传染病专家建言埃博拉疫情防控工作》作为重要的新华社内参，被送到中央领导办公室。

就在世界卫生组织总干事陈冯富珍发出国际援助呼吁的当日，中央军委下达组建中国人民解放军援塞医疗队的命令。而就在命令下达后的短短2小时之内，由302医院成员组成的医疗队队员抽调完毕。在这30名队员中，医护人员分别来自感染性疾病科、重症医学科、感染管理科、临床检验科和感染护理科等学科专业，其中有5名博士、6名硕士、5个科室主任副主任。他们当中的很多人参加过抗震救灾、抗洪抢险、抗击"非典"、防控"甲流"、亚丁湾护航等任务。命令下达的72小时之内，医疗队完成了方案的制订和人员的培训，这一切都来自于他们多年来积累的实战经验和专业素养。2014年9月16日，在302医院综合服务楼前，30名精神抖擞的援塞医疗队队员准时到位，他们身穿丛林迷彩服，脚蹬作战靴，身背野战背囊，在他们的右臂上，"中国人民解放军援塞医疗队"的臂章赫然醒目。医疗队队长李进当着全体医院领导的面，当着全体医疗队员和家属的面，许下郑重承诺，饱含无私情怀："我们一定不辱使命，把任务完成好，为祖国增光，为军旗添彩！我一定把大家平安健康地带回来，如果有一个队员有个三长两短，我也不回来了，就留在非洲守着他！"当日，中国人民解放军首批援塞医疗队乘坐专机，穿越茫茫云海，穿越亚、欧、非三大洲和太平洋、大西洋两大洋，一路向西，飞抵西非塞拉利昂首都弗里敦，开启一场惊心动魄的救援经历。

正如非洲人民传唱的那首歌《消灭埃博拉》："别人因埃博拉走了，中国因埃博拉来了。"在最危险、最紧急的时刻，中国派出最精锐的队伍，进入最危险的疫区，以实际行动向世人表明一个正在崛起的大国义不容辞地承担相应的国际责任。塞拉利昂总统欧内斯特·拜·科罗马热烈赞扬：中国对塞拉利昂的支持力度是最大的，中国的援助是迅速的、全方位的、持续的。此次埃博拉疫情暴发后，国家主席习近平专门向疫区三国元首致电慰问，亲自宣布四轮援助举措，中国政府第一时间派出包机将援助物资送到疫区。而驻扎在非洲的中国医疗队，在紧急情况下依然坚守岗位，与非洲兄弟共同奋战在抗疫第一线。同时，国内迅速向疫区增派大量医疗人员和专家，为西非国家培训1万名医护人员。根据疫区国家的需要，在塞拉利昂和利比里亚分别援建了生物安全实验室和治疗中心，为抗击疫情发挥了重要作用。这是新中国成立以来，我国支持其他国家和地区应对公共卫生危机持续时间最长、规模最大、力度最大的一次援助，也是我国第一次向海外派出成建制的医疗部队，赢得了非洲和国际社会的一致赞赏，体现了与非洲患难与共的真挚情谊。这次以生命守护生命的国际大救援，引领国际社会援非抗击埃博拉病毒，因而具有重大的政治意义和深远的历史影响，将永载史册。

第四节　中医药发展迈上新台阶

中医药是我国各族人民在几千年生产生活实践中、在与疾病斗争中逐步形成并不断丰富发展起来的医学科学。中医药学植根于中华优秀传统文化，秉承"道法自然、天人合一""阴阳平衡、调和致中""以人为本、悬壶济世"等中华优秀传统文化的核心价值理念，其辨证施治的思维方式蕴含着中华民族深邃的哲学思想，其高尚的医学伦理观汲取了儒家文化中的"仁""义""礼"等观念。从历史上看，中华民族屡经战乱和瘟疫，却一次次地化险为夷，人口不断增加，文明得以传承，中医药做出了重大贡献，为人们构筑起一道强身健体和延年益寿的健康屏障。中医药在中华大地丰富发展的同时，也逐步传播到世界各地。早在秦汉时期，中医药就已传播到周边国家，对这些国家的人民健康和医学事业产生重大影响。预防天花的种痘技术，在明清时代传遍世界，达尔文称《本草纲目》为"中国古代的百科全书"，被译成多种文字广为流传。针灸被誉为中国三大"国粹"之一，治疗效果神奇，引发全球持续的"针灸热"。抗疟药物"青蒿素"的发明，拯救了全球尤其是欠发达国家百万人的生命。

拥有数千年悠久历史和辉煌成就的中医药，在解放前由于帝国主义的长期侵略，曾长期处于停滞不前甚至倒退的状况。那时候，全国竟没有一所政府创办的中医高等学府、研究机构、中医医院，中医大夫地位极为低下，人才培养处于青黄不接的窘境。外国人对中医抱有极大的偏见和歧视，他们在中国办的医院是不允许中医大夫入内行医的。1925年，伟大革命先行者孙中山先生罹患肝癌入住协和医院。在西医无能为力的情况下，患者家属要求聘请中医大夫为孙先生治病。但由于协和医院禁止中医大夫入院行医，孙先生只好先出院，再请中医大夫诊疗。连孙中山这样的伟人看病都不能破例，可见当时中医是受到很深的误解和歧视的。此后，更有人向国民政府提出废止中医案。1929年2月，国民政府卫生部召开的第一届中央卫生委员会上，围绕着"废止中医"问题，余岩、褚民谊等人先后提出了四项相关议案，并获得了通过。之后中医界共同发起请愿活动，打出："提倡中医以防文化侵略，提倡中药以防经济侵略"口号，获得全国支持，并最终获得政府支持并否定余岩的议案，该事件被称为"废止中医案"事件。

新中国成立之后，政府把"团结中西医"作为三大卫生工作方针之一，赋予中医药应有的地位和作用。1951年1月，中央人民政府正式接收了原由美国洛克菲勒基金会资助成立的北京协和医院；4月，北京市政府相继接收了原由美国资助的几家医院。1954年10月，北京协和医院、北京医院、北京第一儿童医院和第二儿童医院开始聘请中医开展诊疗服务，施今墨等中医大家曾先后在这几家医院出诊。这无疑是具有重大历史意义的事件，中医在长期遭受压制之后，终于恢复正常的地位，迎来阳光。1954年，上海市第一家公立中医医院（现为上海中医学院附属曙光医院）成立，章巨膺等知名中医医生主动放弃私营产业，成为这家公立医院的骨干力量。就在同一年，有着数百年历史的北京同仁堂药店实现了公私合营，由乐松生担任经理，北京市地方工业局投入25亿元（旧币）资金。与此同时，卫生部设立了中医司，各省、市、县相应设置了中医处、中医科和中医股等机构；卫生部发布了《中医师暂行条例》和《中医诊所管理暂行条例》，组建了中医学会，开展中医进修学校及进修班、中医带徒等一系列工作。一大批经验丰富、医技高超的中医精英走上领导岗位，如赵树屏、白啸山分别担任中华人民共和国卫生部第一任中医司副司长和北京市卫生局第一任中医科科长，哈荔田出任天津市卫生局副局长。1956年，邮电部发行的邮票中，有一枚图案是李时珍像，体现出政府对中医药的格外重视。党和国家领导人对老中医的亲切关怀留下了很多佳话。毛主席曾在一次政协会议上握住施今墨先生的手说："我青年时就熟知你的名字，你是南北驰名的名医，希望你对祖国医学事业多做贡献。"周总理与施今墨先生有过一次长谈，就开办中医医院、中医学院和中医研究院等问题征求施先生意见。到1960年，中医医院已从新中国成立初期的寥寥数所发展到330所，中医学院达21所，中医病床增至

14199张。在中医药快速发展的带动下，中西医互学运动在医疗界也蓬勃兴起了。一些西医专家也开始进入中医药学的宝库中，进行理论探索，有力地促进了中医药的发展和繁荣。

在"文化大革命"期间，很多中医院被"拆庙赶神"，中医药发展受到严重挫折。党的十一届三中全会召开，中医药发展迎来新的历史机遇。1978年，中共中央转发了卫生部党组《关于认真贯彻党的中医政策、解决中医队伍后继乏人问题的报告》（中共中央〔1978〕56号文件），在人、才、物等方面给予大力支持，极大地推动了中医药的恢复与发展。1983年12月，卫生部制定《关于加强中医医院急症工作的意见》，开发了一批急救中成药，逐步改变社会上对中医大夫"慢郎中"的不良印象。1984年5月，卫生部发布《全国中医医院医疗设备标准（试行草案）》，对中医医院配置医疗设备提出要求。同年6月，卫生部中医司制定《中医医院医疗质量和效率的统计内容和标准（试行）》，对中医医院的医疗质量和工作效率进行管理。[1]为了加强对中医药工作的组织管理，国务院于1986年决定在卫生部中医司的基础上成立国家中医管理局，1988年更名为国家中医药管理局，由卫生

---

[1] 国家中医药管理局：《中医工作文件汇编（1984—1988）》，中国医药科技出版社1990年版。

部归口管理。1990年，国家中医药管理局在全国范围内分批启动了"农村中医工作试点县、市"建设工作，在实践中探索了开展农村中医服务的新举措。1999年，《中华人民共和国执业医师法》颁布实施，此后《医疗事故处理条例》《乡村医生从业管理条例》相继实施。2003年10月1日实行《中华人民共和国中医药条例》，是我国政府颁布的第一部专门的中医药行政法规，对规范中医药发展做了科学而全面的规划，是中医药发展史上的里程碑。2006年11月，国家中医药管理局下发《关于进一步保持和发挥中医药特色优势的意见》，首次以专门文件的形式提出保持和发挥中医药特色优势的相关政策。2009年，国务院颁布实施《关于扶持和促进中医药事业发展的若干意见》，逐步形成相对完善的中医药政策体系。

各级中医医院引入市场与竞争机制，有力扩大了医院自主经营权，提高了医务人员的工作积极性，使过去中医院提供医疗的单一服务，发展为提供医疗、康复、保健、心理辅导等形式的多元服务。随着现代医疗设备的引进和开发，一批体现中医特点的脉象诊断仪、舌象诊断仪等医疗器械的发明，以及现代医疗检测技术在中医临床上的具体应用，极大地提高了中医医院的临床诊断水平。中医药除在常见病、多发病、疑难杂症的防治中贡献力量外，在重大疫情和突发公共卫生实践医疗救治中也发挥了重要作用。中医及中西医结合在治疗非典型肺炎上成效显著，得到世界卫生组织高度肯定。中医医治甲型H1N1流感取得积极效果，引起世界舆论广泛关注。同时，中医药在防治艾滋病、手足口病、人感染H7N9禽流感等传染病，以及在四川汶川大地震、甘肃舟曲特大泥石流等突发公共卫生事件中，充分发挥其特色优势，取得良好效果。

党的十八大以来，中医药发展迎来又一个万紫千红的春天。党中央、国务院高度重视中医药事业，将中医药定位为"独特的卫生资源、潜力巨大的经济资源、具有原创优势的科技资源、优秀的文化资源和重要的生态资源"①。习近平总书记强调，中医药学是中国古代科学的瑰宝，也是打开中华文明宝库的钥匙，要把老祖宗留给我们的中医药宝库保护好、传承好、发展好。②可以说，中医药的认识高度、实践深度、影响广度前所未有，而2016年无疑是中医药发展史上具有里程碑意义的一年。这年召开的全国卫生与健康大会，把"坚持中西医并重"作为新时期卫生与健康工作的重要指导方针，并对振兴中医药事业做了具体部署；《中华人民共和国中医药法》出台，第一次从法律层面上明确了中医药的重要地位、发展方向和

① 2014年10月30日刘延东出席第二届国医大师表彰会的讲话，http://www.gov.cn/guowuyuan/2014-10/30/content_2773206.htm。

② 习近平致信祝贺中国中医科学院成立60周年，《中国青年报》，2015年12月23日01版。

保障措施，为中医药的健康发展提供良好的政策环境和法制保障；中共中央、国务院印发《"健康中国2030"规划纲要》，作为今后15年推进健康中国建设的行动纲领，提出一系列振兴中医药发展、服务健康中国建设的任务和举措；国务院印发《中医药发展战略规划纲要（2016—2030年）》，将中医药发展上升为国家战略，确定中医药发展的主体框架结构，对未来发展做出系统部署，使医疗、保健、教育、科研等方面的活力竞相迸发；国务院中医药工作部际联席会议制度建立，从国家层面加强对中医药发展的统筹管理，进而强化部门间的协调配合。

中医药事业发展取得了历史性的成就。全国中医类诊疗量与总诊疗量的占比由2011年的15.1%上升为2015年的15.7%，这小小的0.6个百分点的上升意味着这4年间的诊疗量增加了23380.6万人次；中医类出院人数与总出院人数的占比由2011年的11%上升为2015年的12.9%；村卫生室中医诊疗量与村卫生室诊疗量的占比由2011年的30.9%上升为2015年的40.4%。①这些数据充分证明，中医药在健康服务供给中的占比越来越高，在增进群众健康福祉上所发挥的作用越来越大。屠呦呦发现青蒿素"为数百万患者解除疾患疾苦"而获诺贝尔生理学或医学奖、国家最高

---

① 2015年我国卫生和计划生育事业发展统计公报，http://www.nhfpc.gov.cn/guihuaxxs/s10748/201607/da7575d64fa04670b5f375c87b6229b0.shtml。

科学技术奖，中医药领域荣获国家科技奖励41项，其中国家科技进步一等奖6项。中药砷剂治疗白血病，活血化瘀治疗心脑血管病等，所有这些基于继承传统的自主知识产权，被贴上了闪闪发光的"中国创造"品牌。一批科研成果转化为诊疗规范和中药新药，400余本中医古籍完成校注整理出版。同时，发展中医药也被纳入深化医药卫生体制改革的议事日程之中。在分级诊疗制度、现代医院管理、全民医疗保险、药品供应保障、综合监督等五项目基本医疗卫生制度建设中，处处体现中医药元素，为解决医改这一国际性的难题贡献"中国方案"。此外，国家也积极实施"走出去"战略，让更多的国家了解和认识中医药。在"一带一路"国际合作高峰论坛、第九届全球健康促进大会、金砖国家卫生部部长会议暨传统医药高级别会议、中国—中东欧卫生部部长论坛上，中医药都是重要的议题。截至2018年，中医药已传播到183个国家和地区，建立32个海外中医药中心、32个国内中医药对外合作基地；同国际组织、外国政府和地区签署了86个中医药合作协议；上述国家和地区各类中医药从业人员约30万人，中医医疗（含针灸）机构8万多家。①

　　中医药自成一体，有独特的理论与方法，其"治未

---

① 中医药服务贸易如何实现突破？http://tradeinservices.mofcom.gov.cn/article/lingyu/zhongyy/201801/53706.html。

病""天人合一""大医精诚""仁心仁术"等理念，体现了防患于未然的医学思想以及尊重生命的人文精神，非常契合现代医学的发展方向。当前，中国经济社会发展进入新的历史时期，中医药的地位和作用愈加重要，已成为独特的卫生资源、潜力巨大的经济资源、具有原创优势的科技资源、优秀的文化资源以及重要的生态资源。中医药的振兴发展迎来了天时、地利、人和的历史性机遇。在科学技术日新月异的今天，信息技术、色谱技术、生物学、光谱学等高科技要素的注入，为中医药发展提供了强大动力。中国将学习借鉴各种现代文明成果，推进中医药现代化，实现中医药健康养生文化的创造性转化与发展，使之更好地服务于健康中国建设。到2020年，实现人人享有基本中医药服务；到2030年，中医药服务领域实现全覆盖。与此同时，乘着东学西进的东风，积极推动中医药走向世界，使之成为传播优秀传统文化、展示我国软实力的重要载体，使之服务于世界人民的健康福祉，为世界文明的进步做出更大贡献。